Thomas Keenan / Eyal Weizman

# Mengeles Schädel

## Kurze Geschichte der forensischen Ästhetik

Aus dem Englischen von Herwig Engelmann



Merve Verlag

Deutschsprachige Erstausgabe

Originalausgabe: Thomas Keenan, Eyal Weizman, *Mengele's Skull. The Advent of a Forensic Aesthetics*, Berlin 2012, Sternberg Press.


Dieses Buch erschien erstmalig in englischer Sprache anlässlich der Ausstellung »Mengele's Skull« von Hito Steyerl, Thomas Keenan, Paulo Tavares und Eyal Weizman am *Portikus* in Frankfurt am Main. Die Ausstellung wurde von Anselm Franke kuratiert und war vom 4. Februar bis 6. Mai 2012 geöffnet.

Redaktorat: Lisa Kirndorf, Tom Lamberty, Zelda Wenner


Printed in Germany
Druck- und Bindearbeiten: Dressler, Berlin
Umschlagentwurf: Zak Kyes / Zak Group, nach einer Vorlage von Jochen Stankowski, Dresden
ISBN 978-3-96273-033-8
www.merve.de

Merve Verlag

Für Cornelia Vismann

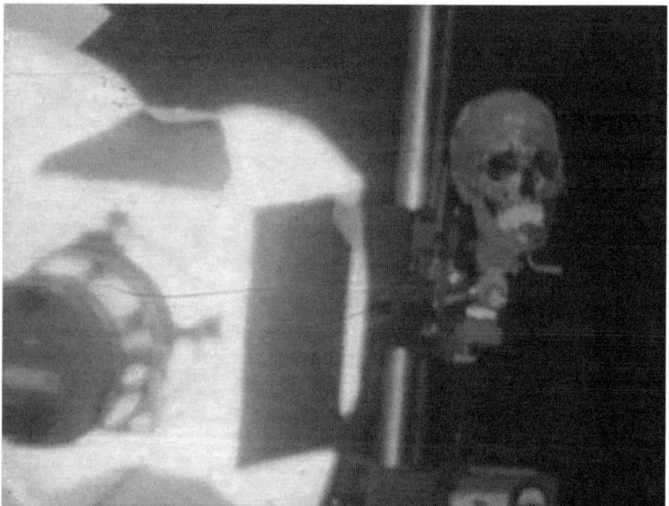

Der mutmaßliche Schädel Josef Mengeles, aufbereitet für eine Demonstration der Gesichts-Schädel-Bildmischung von Richard Helmer im Labor des Instituto Médico-Legal, São Paulo, Brasilien, Juni 1985. Ausschnitt eines Standbilds aus dem Film *Josef Mengele: The Final Account* (1998), Regie: Dan Setton

# Mengeles Schädel

## Kurze Geschichte der forensischen Ästhetik

Es war das Zusammenwirken mehrerer außergewöhnlicher Umstände, welches eine schwierige Entscheidung nach sich zog. Rafi Eitan, damals Mitarbeiter des Mossad, erzählte dem *Spiegel* in einem Interview fast fünfzig Jahre später von der versäumten Gelegenheit:

> »Im Frühjahr 1960, wir planten gerade die Festnahme Adolf Eichmanns, bekamen wir einen Hinweis, dass sich auch Mengele in Buenos Aires aufhielt. Unsere Leute überprüften die Adresse, sie stimmte. [...] Wir waren nur elf Leute und hatten alle Hände voll mit Eichmann zu tun. Als wir Eichmann in das Haus gebracht hatten, in dem wir ihn bis zum Abflug versteckt hielten, rief mich Mossad-Chef Isser Harel an. Er wollte, dass wir auch Mengele festnehmen, aber der war inzwischen verreist. Wir sollten auf seine Rückkehr warten und ihn im selben Flugzeug wie Eichmann nach Israel bringen. Ich weigerte mich, ich wollte die Eichmann-Operation nicht gefährden. [...] Als unsere Agenten nach Argentinien zurückkehrten, hatte Mengele die Wohnung aufgegeben und war untergetaucht.«[1]

1 Rafi Eitan im Interview mit Christof Schult, »Wir hätten Mengele töten können«, *Der Spiegel*, 8. September 2008; siehe auch Ralph Blumen-

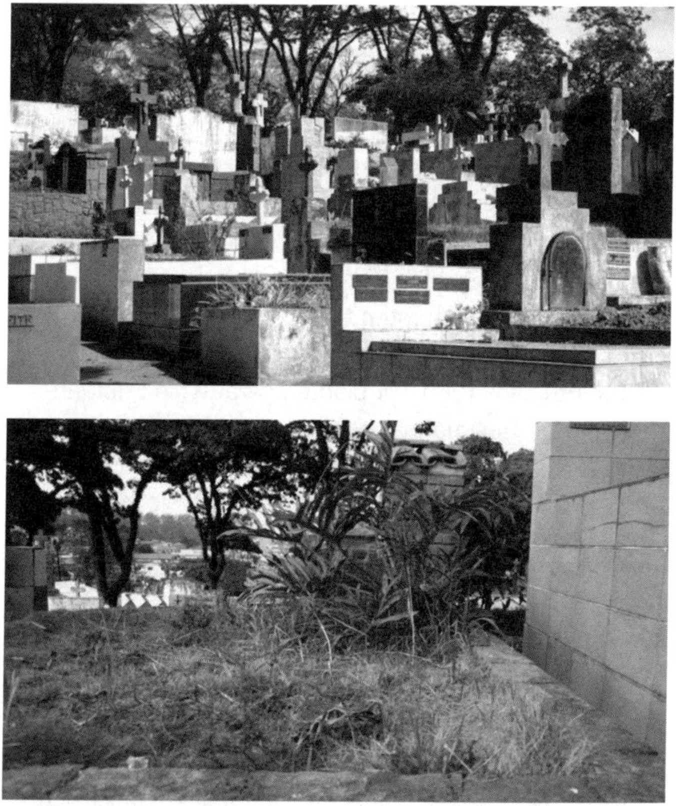

Das ehemalige Grab Mengeles auf dem Friedhof Nossa Senhora do Rosário in Embu das Artes, Brasilien. Foto: Paulo Tavares und Eduardo Costa.

thal, »Israeli Tells How He Tracked Mengele in '62«, *New York Times*, 12. Juni 1985, S. A1, sowie die ausführliche Darstellung in Gerald L. Posner und John Ware, *Mengele: The Complete Story*, London 1986, S. 133-147.

So gelangte Eichmann nach Jerusalem und Mengele blieb in Südamerika. Ersterer wurde 1962 im Gefängnis Ramla nach einem ebenso spektakulären wie umstrittenen Prozess durch den Strang hingerichtet. Seine Asche wurde über dem Mittelmeer verstreut.[2] Letzterer ertrank 1979 beim Schwimmen in Brasilien, nachdem er über Jahrzehnte allen entkommen war, die versucht hatten, ihn vor Gericht zu bringen. Sechs Jahre nach seinem Tod wurden seine Überreste gefunden und einem bis dahin wenig bekannten Verfahren unterzogen – einer forensischen Untersuchung durch führende Pathologen der Welt. Eichmann kam vor ein juristisches Forum, Mengele vor ein wissenschaftliches. Dennoch weisen beide Fälle eine wichtige Gemeinsamkeit auf. Sie sind zugleich Musterbeispiele und in gewisser Hinsicht *Begründungsmomente* einer jeweils eigenen, fundamentalen Begrifflichkeit und Praxis in der Politik und Epistemologie der Untersuchung von Kriegsverbrechen. Aus der verpassten Chance, Mengele festzunehmen, entwickelten sich also zwei sehr unterschiedliche Diskursoperationen, die die Arbeit von humanitären Organisationen und Menschenrechtsgruppen in den Folgejahren prägen sollten.

Im Prozess gegen Eichmann ging es – wie Shoshana Felman, Annette Wieviorka, Geoffrey Hartman und andere geltend machen und wie aus dem Film *A Specialist* von Eyal Sivan und Rony Brauman deutlich wird – wesentlich

[2] Vgl. Hannah Arendt, *Eichmann in Jerusalem*, München 2011, sowie Harry Mulisch, *Strafsache 40/61– eine Reportage über den Eichmann-Prozess*, Berlin 2002.

um Zeugenberichte von Überlebenden.[3] Dieser Prozess leitete nichts Geringeres als eine Wende in der Rechtskultur hin zur Zeugenaussage ein – zur Rede und Erzählung vom Leid oder Trauma in der ersten Person – und damit das Zeitalter der Zeugenaussage.[4] »Zum ersten Mal«, schreibt Felman, »erfuhren die Opfer Legitimation und Wertschätzung. Ihre wie neugeborene Rede erlangte Geltung durch ihre neue Rolle nicht als Opfer, sondern als Zeugen der Anklage in der eigentlichen Gerichtsverhandlung.«[5]

Während der Chefankläger Robert Jackson 1945 in Nürnberg die Aussagen von Überlebenden wegen möglicher Voreingenommenheit und Erinnerungslücken für zu angreifbar gehalten und deshalb die Anklagen auf tausende, den Alliierten in die Hände gefallene Dokumente aus dem Dritten Reich gestützt hatte, berief sich Generalstaats-

---

3 Vgl. Shoshana Felman, *The Juridical Unconscious: Trials and Traumas in the Twentieth Century*, Cambridge, 2002; Annette Wieviorka, *L'ère du témoin*, Paris 2013; Geoffrey Hartman, »Learning from Survivors: The Yale Testimony Project«, in: ders., *The Longest Shadow: In the Aftermath of the Holocaust,* Bloomington 1996, S. 133-150; *The Specialist: Portrait of a Modern Criminal,* Film von Eyal Sivan, Momento!, Montparnasse 1999, mit Begleitband *Éloge de la désobéissance*, Paris 1999.

4 Der Ausdruck »Zeitalter der Zeugenaussage« stammt aus Shoshana Felman, »In an Era of Testimony: Claude Lanzmann's *Shoah*«, *Yale French Studies*, Nr. 79 (1991), S. 39-81.

5 Felman, *The Juridical Unconscious,* a.a.O., S. 126f. Oder, wie Hartman schreibt: »Im Prozess gegen Adolf Eichmann und, eine Generation später, in Claude Lanzmanns Film [Shoah] trat der Zeuge als Opfer endgültig in den Mittelpunkt des Geschehens.« Geoffrey Hartman, »The Humanities of Testimony«, *Poetics Today*, Jg. 27, Nr. 2 (Sommer 2006), S. 253.

anwalt Gideon Hausner im Eichmann-Prozess mit Nachdruck gerade auf diese Zeugnisse der Überlebenden. Denn deren Dramatik und emotionale Wucht entsprachen seiner Absicht, aus dem Prozess ein historisches und politisches Lehrstück zu machen. Hausner wollte ausdrücklich nicht nur den Angeklagten schuldig sprechen, sondern »die Herzen der Menschen erreichen«. Er entschied sich deshalb zur »lebendigen Aufzeichnung einer unermesslichen, menschlichen und nationalen Katastrophe«.[6]

Doch Zeugenaussagen von Überlebenden sind keine einfachen Abschriften zum Nachlesen und Interpretieren und auch keine schlichten Tatsachenfeststellungen oder Berichte über das Geschehene aus dem Mund derer, die dabei gewesen sind. Felman und Dori Laub vertreten in ihrem Buch *Testimony* die Auffassung, dass das Trauma – und mit ihm der Katastrophencharakter bestimmter Ereignisse – oft gerade im Schweigen, in Verdrehungen, Verwirrungen oder offensichtlichen Irrtümern zum Ausdruck kommt.[7] Felman denkt diesen Ansatz in ihrer Beschreibung

---

6 Gideon Hausner zitiert in Felman, *The Juridical Unconscious,* a.a.O., S. 133. Ähnlich argumentiert Eyal Sivan: »Die Inszenierung des Verfahrens sowie die Entscheidung, es auf Film- und Tonmaterial aufzunehmen, sollte den Betrachter in einen direkten und unmittelbaren Kontakt mit den erschütternden Zeugenaussagen der Überlebenden bringen. Dahinter stand das Bedürfnis, das Grauen zu reflektieren, das die Überlebenden und die Toten [...] durchlitten hatten.« In: *Experimente mit der Wahrheit. Rechtssystem im Wandel und die Prozesse der Wahrheitsfindung und Versöhnung,* Ostfildern 2002, S. 320.

7 Shoshana Felman und Dori Laub, *Testimony: Crises of Witnessing in Literature, Psychoanalysis, and History*, London 1992.

des Gerichtsverfahrens in Jerusalem konsequent zu Ende: Der Prozess, schreibt sie, »gab gerade den potenziellen juristischen Mängeln und Unzulänglichkeiten, die Jackson [in Nürnberg] gefürchtet hatte, ihre eigene Berechtigung vor dem Gesetz. Er öffnete sich bewusst für die Verletzlichkeit, die juristische Anfechtbarkeit, die Anfälligkeit des menschlichen Zeugen. Es ist gerade diese Fragilität im Zeugenstand, die paradoxerweise dazu aufgerufen ist, auszusagen, Zeugnis abzulegen«.[8]

Die neue politische Handlungsmacht der Überlebenden als Zeugen entstand also nicht, *obwohl* ihre Geschichten sich nur schwer erzählen oder aushalten ließen oder manchmal sogar unglaubwürdig erschienen, also nicht *trotz* ihrer manifesten Unzuverlässigkeit, sondern gerade *weil* sie unzuverlässig waren, *aufgrund* ebendieser Schwachstellen. Dementsprechend kritisiert Felman Hannah Arendts Deutung einer besonders umstrittenen Aussage im Zeugenstand scharf. »Das juristische Versagen eines Zeugen«, schreibt sie, »hat schon als solches den Wert eines Zeugnisses vor Gericht.«[9]

♦♦♦

8 Felman, *The Juridical Unconscious*, a.a.O., S. 134.

9 Ebenda, S. 131 und 143, zu Arendts Text S. 223. Zur Frage des Zeugnisses nicht als epistemischer, sondern als ethischer Kategorie siehe v.a. Michal Givoni, «Beyond the Humanitarian/Political Divide: Witnessing and Making of Humanitarian Ethics«, *Journal of Human Rights*, Jg. 10, Nr. 1 (2011), S. 55-75, sowie »Witnessing/Testimony«, *Mafte'akh*, Jg. 2e (Winter 2011), S. 147-169.

Die Ermittlungen im Fall Mengele eröffneten der Aufklärung von Kriegsverbrechen und Verbrechen gegen die Menschlichkeit aus heutiger Sicht einen dritten Erzählrahmen: Auf das historische *Dokument* und den *Zeugen* folgte der *forensische Ansatz*. Ungefähr zeitgleich mit der Entdeckung von Mengeles Skelett erschienen Wissenschaftler erstmals als sachverständige Zeugen in Menschenrechtsprozessen vor Gericht und interpretierten Gegenstände oder sprachen stellvertretend für diese, wobei es sich zumeist um Gebeine und andere menschliche Überreste handelte.

Aus der Einführung des Beweismittels in Kriegsverbrecherprozesse ergaben sich zugleich ästhetische, politische und ethische Schwierigkeiten. Sie deuten darauf hin, dass diese Innovation Folgen hatte, die weit darüber hinaus gingen, nur die Unsicherheiten, Ambivalenzen und Ängste der Menschen durch einen festen, gesicherten und belastbaren Gegenstand zu ersetzen. Wie wir zeigen werden, spiegelt die Präsentation des Objekts vielmehr die Komplexität, die mit dem Zeugnis – dem des Subjekts – verbunden ist, wider. Insbesondere menschliche Überreste gehören zu den Gegenständen, aus denen sich die Spur des Subjekts nicht vollständig tilgen lässt. Ihr Erscheinen und ihre Darbietung vor Gericht wie auch in der Öffentlichkeit hat dadurch einige Unklarheit in die Unterscheidung zwischen Objekten und Subjekten, Beweisen und Zeugnissen gebracht.

Wenn der Eichmann-Prozess nach Wieviorka den »Einzug des Zeugen« markierte,[10] so behaupten wir, dass es mit dem Fall Mengele zu einem vergleichbaren Einzug der »Sache« in die Gerichtsbarkeit kam. In beiden Fällen geschah mehr als die Einführung neuer Beweisformen. Der Zeuge und die Sache bewirkten eine Veränderung der Umstände, unter denen Beweise hörbar und sichtbar gemacht, mithin der Art und Weise, in der gerichtliche Tatsachen konstruiert und verstanden wurden. Beide Neuerungen bekräftigten weniger die Foren ihrer Darlegung, als dass sie diese von Grund auf veränderten. Ihre Folgen reichten über das Urteil als solches – »schuldig« im Fall Eichmanns, »Mengele« im Fall Mengeles – weit hinaus. Denn sie brachten ein neues kulturelles Empfinden, eine neue Ethik und politische Ästhetik mit sich, die rasch die Grenzen ihrer ursprünglichen Öffentlichkeiten sprengten und sich vom Gebiet der Rechtsprechung auf unser Grundverständnis und unsere Vorstellung von politischen Konflikten in den Medien, in der öffentlichen Debatte, in Literatur, Film und Kunst ausweiteten.

♦♦♦

Mitte der 1980er Jahre unternahmen einige staatliche Behörden und private Organisationen wie das Simon Wiesenthal Center letzte Versuche, führende Nazis, die noch

---

[10] Annette Wieviorka, »The Witness in History«, *Poetics Today*, Jg. 27, Nr. 2 (Sommer 2006), S. 389.

am Leben waren, aufzuspüren und verhaften zu lassen. Was Mengele anging, schien sich die Lage 1985 zuzuspitzen. Anfang Februar dieses Jahres fand unter Leitung von Gideon Hausner und Telford Taylor, einem Ankläger bei den Nürnberger Prozessen, in Yad Vashem, Jerusalem, eine dreitägige Anhörung statt. Dabei wurden Zeugenberichte von rund einhundert Überlebenden der Versuche Mengeles in Auschwitz aufgenommen. Die Juristen kamen zum Schluss, die Beweislage sei ausreichend, um Mengele vor ein Gericht zu bringen.[11] Die Zeugen wurden entsprechend vorbereitet und eine Anklage ausgearbeitet. Zur gleichen Zeit kündigte der amerikanische Generalstaatsanwalt an, das US-Justizministerium wolle »allen glaubhaften Hinweisen auf den gegenwärtigen Aufenthaltsort Mengeles sowie Informationen über seine Ortswechsel im besetzten Deutschland und seine mutmaßliche Flucht nach Südamerika nachgehen«.[12] Dennoch gelang es zunächst nicht, den Angeklagten ausfindig zu machen. Im Mai verkündeten die BRD, Israel und die Vereinigten Staaten in Vorbereitung auf den 40. Jahrestag der deutschen Kapitulation gemeinsam ihren Entschluss, Mengele zu verhaften und wegen seiner Verbrechen gegen die Menschlichkeit vor Gericht zu stellen.[13] Die Zeit

---

[11] Vgl. Thomas Friedman, »Jerusalem Listens to the Victims of Mengele«, *New York Times*, 7. Februar 1985, S. A1.

[12] Leslie Maitland Werner, »U.S. Launches Investigation of Mengele Case«, *New York Times*, 7. Februar 1985, S. A13.

[13] Vgl. Ralph Blumenthal, »3 Nations Joining to Hunt Mengele«, *New York Times*, 11. Mai 1985, S. A1; Leslie Maitland Werner, »The Men-

wurde altersbedingt knapp, sowohl die Zeugen, als auch Mengele betreffend, von dem man allgemein annahm, dass er unter dem Schutz der Militärs in Paraguay lebte.

Kurze Zeit später kamen die Nachforschungen zum Erliegen. Westdeutsche Polizisten hatten ein Haus in Mengeles Heimatstadt Günzburg in Bayern durchsucht und eine Fülle von Dokumenten gefunden, darunter Briefe mit verschlüsselten Absendern, die auf Brasilien und ein dort lebendes österreichisches Ehepaar namens Wolfram und Liselotte Bossert hinwiesen. Die Bosserts in São Paulo erzählten der brasilianischen Polizei, dass sie Mengele Unterschlupf gewährt und ihm zu einer falschen Identität verholfen hatten. Sie führten die Beamten zu einem Grab in der Kleinstadt Embu das Artes außerhalb von São Paulo, in dem Mengele angeblich bestattet war. Er sei 1979 im Badeort Bertioga ertrunken, und sie hätten ihn unter dem falschen Namen Wolfgang Gerhard beigesetzt.[14]

Am 6. Juni 1985 bargen brasilianische Ermittler die Leiche.[15] Das exhumierte Skelett zog enormes Medieninteresse auf sich. Journalisten erhielten die Gelegenheit, die Beamten bei der Ausgrabung zu begleiten. Als der Schädel

---

gele File: U.S. Marshals Join the Hunt«, *New York Times*, 28. Mai 1985, S. B6.

14 Vgl. Ralph Blumenthal, »Search in Bavaria Led to Exhumation«, *New York Times*, 8. Juni 1985, S. A5; Alan Riding, [ohne Titel], *New York Times*, 9. Juni 1985, S. A1. Vgl. auch die Schilderung in Posner und Ware, *Mengele*, a.a.O., S. 303-325.

15 Vgl. Alan Riding, »Exhumed Body in Brazil Said to be Mengele's«, *New York Times*, 7. Juni 1985, S. A1.

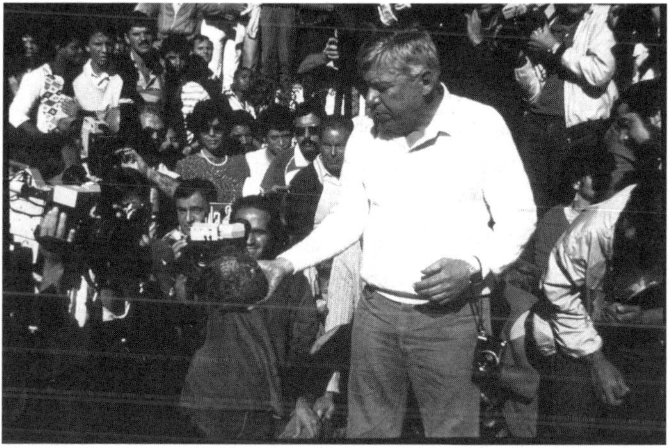

Gerichtsmediziner José Antonio de Mello zeigt Pressefotografen am 6. Juni 1985 auf dem Friedhof Nossa Senhora do Rosário in Embu das Artes exhumierte Gebeine. Foto: Robert Nickelsberg/Time Life Pictures und Getty Images.

und die Knochen vor die Kameras gehalten wurden, stand Romeu Tuma, Chef der Bundespolizei in São Paulo, am Rand des Grabes und verkündete der Weltpresse, Mengele sei nun »sicher und wahrhaftig tot«.[16] Wie zu erwarten, wurde seine Behauptung jedoch unmittelbar darauf in Zweifel gezogen. Vor allem Vertreter israelischer Behörden wie der inzwischen pensionierte Mossad-Chef Issar Harel, der die Entführung Eichmanns und die abgebrochenen Versuche zur Ergreifung Mengeles geleitet hatte, glaubten nicht, dass es sich bei dem Fund um die Gebeine

[16] Ders., »Man in the News; Key Man in Mengele Case: Romeu Tuma«, *New York Times*, 16. Juni 1985, S. A1.

Mengeles handelte. »Mengele und seine Freunde, die ihn vielleicht immer noch verstecken«, hieß es, seien vor dem gemeinsamen Vorstoß der amerikanischen, westdeutschen und israelischen Behörden gewarnt gewesen und hätten seine Spur verwischt.[17]

»Die einen erhoffen sich von uns die Feststellung, dass Mengele noch lebt, die anderen wünschen sich, dass wir ihn für tot erklären«, fasste Tuma die Reaktionen tags darauf zusammen. »Doch wir werden uns von politischen oder ideologischen Gefühlen nicht beirren lassen«. Gerichtsmediziner José Antonio de Mello, der den Journalisten den Schädel gezeigt hatte, gab sich Mühe, die Erwartungen an das Ergebnis der Untersuchung zu dämpfen: »Es wird sehr, sehr schwierig werden, die Gebeine eindeutig Mengele zuzuordnen.«[18]

Aufgrund der Schwierigkeit der Identifizierung und auch, weil von ihrem Erfolg so viel abhing – Mengele war einer der letzten führenden Nazi-Kriegsverbrecher in Freiheit, und mit seinem Tod sollte sich zeigen, dass das Zeitalter der Holocaust-Prozesse im Wesentlichen zu Ende war –

---

[17] Vgl. Moshe Brilliant, »Mengele's Death Doubted in Israel«, *New York Times*, 10. Juni 1985, S. A5. Wenige Monate davor hatte die *New York Times* berichtet, dass »nach Auskunft des obersten für die Suche nach Dr. Mengele zuständigen israelischen Polizeivertreters sein Land Fingerabdrücke, Handschriftmuster und Fotos besitzt, die nahelegen, dass Mengele in Südamerika lebt«. Henry Kamm, »Believed in South America«, *New York Times*, 8. Mai 1985, S. A3.

[18] Vincent J. Schodolski, »Old Bones Add a New Chapter To ›Angel of Death‹ Mystery«, *Chicago Tribune*, 9. Juni 1985, S. 1.

versammelten sich führende Forensiker aus mehreren Ländern im Labor des Instituto Médico-Legal in São Paulo. Außer den brasilianischen Beamten unter Leitung von de Mello und dem forensischen Anthropologen Daniel Romero Muñoz beteiligten sich die USA und die BRD mit je einer Forscherdelegation. Ebenfalls vor Ort war Israels oberster Ermittler für NS-Kriegsverbrechen, Menachem Russek, der jedoch an der Exhumierung und Untersuchung der Knochen nicht eigentlich mitwirkte, sondern vielmehr die Rolle eines skeptischen Beobachters einnahm. Auch das Simon Wiesenthal Center entsandte ein eigenes Team, dem der legendäre forensische Anthropologe und gebürtige Texaner Clyde Snow aus Oklahoma angehörte.

Die große Vielfalt möglicher forensischer Beweise bei dieser Untersuchung erforderte Spezialisten für die Analyse von Handschriften, Fingerabdrücken, Zahnprofilen, Röntgenbildern, Fotografien, Dokumenten und Kleidungsstücken.[19] Diesen versammelten Fachleuten erklärte der Polizeichef: »Brasilianische Wissenschaftler werden den Abschlussbericht unterzeichnen, aber wir brauchen Ihre Unterstützung. […] Es liegt an Ihnen, kraft Ihrer wissenschaftlichen Kenntnisse die endgültige Bestimmung vorzunehmen.«[20]

♦♦♦

---

19 Vgl. Ralph Blumenthal, »Evidence is Said to Point to Mengele Identification«, *New York Times*, 20. Juni 1985, S. A8.

20 Christopher Joyce und Eric Stover, *Witnesses from the Grave: The Stories Bones Tell*, Boston 1991, S. 169.

Im Mittelpunkt des Falls Mengele standen die Gebeine, sowie Wissenschaftler mit den notwendigen Kenntnissen, um sie zu deuten. Christopher Joyce und Eric Stover erzählen die Geschichte dieses Skeletts in den drei zentralen Kapiteln Ihres Buchs *Witnesses from the Grave* über Leben und Werk von Clyde Snow und den Einzug der forensischen Anthropologie in die Menschenrechtsarbeit. Stover war

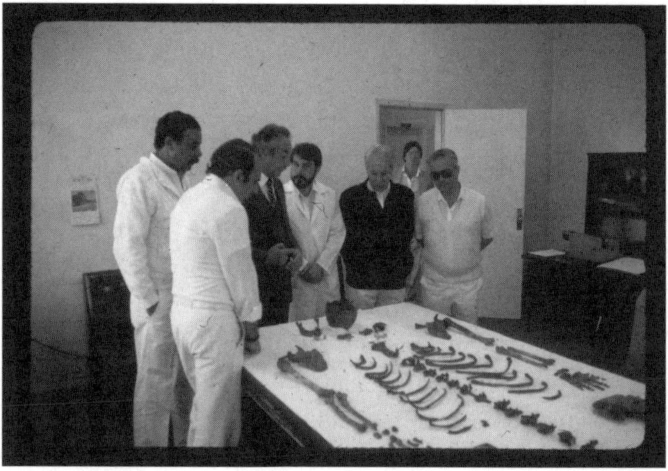

Forensiker versammeln sich im Juni 1985 im Labor des Instituto Médico-Legal in São Paulo um die in Embu das Artes exhumierten Gebeine. Foto: Eric Stover.

zum Zeitpunkt der Untersuchung Vorsitzender des Committee on Scientific Freedom and Responsibility der American Association for the Advancement of Science und gehörte neben Snow, dem Radiologen John Fitzpatrick und dem Pathologen Leslie Lukash dem wissenschaftlichen Team des Simon Wiesenthal Centers in Brasilien an.[21]

Bei den meisten forensischen Untersuchungen menschlicher Überreste werden die Knochen zuerst gefragt: Was ist passiert? Wie seid ihr gestorben? Diese Fragen bestimmen den gewohnten Gang einer polizeilichen Ermittlung. Dabei ist die Identität des Opfers zumeist bekannt und es gilt, die Todesursache festzustellen, um zu klären, ob ein Verbrechen vorliegt und wer es begangen haben könnte. In São Paulo war die Todesursache jedoch kaum von Interesse. Sie galt als nur eines von vielen Ereignissen in einem wechselvollen Leben, die mit dem Knochengewebe, in dem sie verzeichnet waren, abgeglichen werden mussten. Eigentlich kam es hier nur darauf an, wem diese Knochen gehörten. Die Frage an die Knochen lautete also: »Wer seid ihr?«

Um die Frage zu beantworten, mussten die Ermittler die Ereignisse und Auswirkungen eines Lebens so rekonstruieren, dass sie zu den entsprechenden Ablagerungen oder Verknöcherungen in den Gebeinen passten. Den in São Paulo versammelten Wissenschaftlern lag alles vor, was man über Mengeles Biografie wissen konnte. Sie verfügten über eine Zeitleiste mit Dokumenten, Fotos und medizinischen Befunden. Clyde Snow ging dabei nach einem Verfahren zur Identifikation menschlicher Überreste vor, das er »Osteobiografie« bzw. die »Biografie der Knochen«

---

21 Die Mitwirkenden der amerikanischen Forschergruppe werden vorgestellt in William R. Long, »Brazil Photos Support Identification of Mengele«, *Los Angeles Times*, 21. Juni 1985.

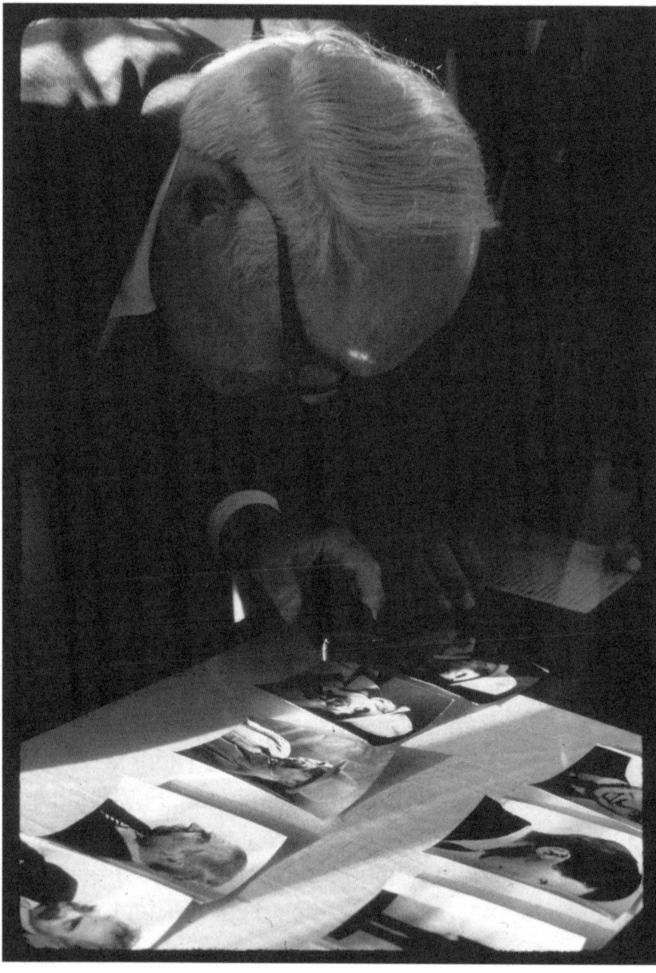

Der forensische Pathologe Leslie Lukash studiert Fotos von Mengele, Labor des Instituto Médico-Legal in São Paulo, Brasilien, Juni 1985. Foto: Eric Stover.

nannte. Gebeine sind weder Teil eines lebenden Menschen noch bloße Gegenstände. Sie tragen den Abdruck eines ganzen Lebens in sich. Wie Snow erläuterte, enthält das Skelett »eine kurze Lebensgeschichte des Menschen, die sehr nützlich und aufschlussreich ist, [...] wenn man sie zu lesen versteht«.[22] Schon das Wort »Lebensgeschichte« macht deutlich, dass es bei diesem Vorgehen nicht nur um den Moment des Todes, sondern um den ganzen Verlauf eines Menschenlebens mit allen seinen in der Struktur und Textur der Knochen fossilisierten Krankheiten, Zwischenfällen und Unfällen, Ernährungs-, Arbeits- und Lebensgewohnheiten geht. Seine Arbeitsweise beschrieb Snow in einem Interview:

> »Wenn wir uns die Knochen auf dem Labortisch ansehen, sind sie tot. Aber im lebenden Körper ist der Knochen ein sehr dynamisches Gewebe und reagiert höchst empfindlich auf Belastungen, etwa beruflicher Art, aber auch durch Sport, Verletzungen und andere Vorkommnisse. Daraus erstellen wir eine Osteobiografie und vergleichen diese mit dem Leben unserer vermissten Person. So können wir schrittweise immer mehr andere Verstorbene ausschließen und am Ende die Person identifizieren, die wir gesucht haben.«[23]

---

22 Don Stewart, »Witness After Death«, *Sooner Magazine*, Jg. 6, Nr. 1 (Herbst / Winter 1985), S. 4.

23 Eyal Weizman, »Osteobiography: An Interview with Clyde Snow«, *Cabinet*, Nr. 43 (Winter 2011), S. 68.

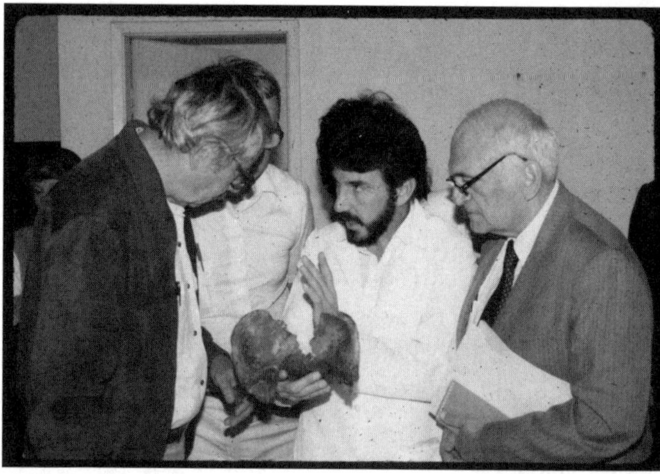

Die Forensiker Clyde Snow, John Fitzpatrick, Daniel Romero Muñoz und Leslie Lukash (von links nach rechts) beim Untersuchen der Knochen, Labor des Instituto Médico-Legal, São Paulo, Brasilien, Juni 1985. Foto: Eric Stover.

Ebendieses Vorgehen ist bei der Suche nach einer vermissten Person üblich. Und so wurden die Ermittlungen im Fall Mengele ziemlich genau so durchgeführt, als hätte man nach einem Verschwundenen gesucht. Somit war Mengele nun einer von vielen *Desaparecidos* in Südamerika – in einer Zeit, als dort nach dem Verbleib einer allzu großen Zahl solcher entführten und zumeist ermordeten Menschen geforscht wurde. Ironischerweise trug gerade die Untersuchung im Fall Mengele wesentlich dazu bei, dass sich das hier bewährte interdisziplinäre Verfahren zur Identifikation vermisster Personen allgemein durchsetzte. Mit seiner Hilfe konnten seither die Namen und Identitäten tausender Leichen festgestellt werden.

♦♦♦

Für das ungeschulte Auge gleicht ein Knochen dem anderen – Schädeln fehlt der Ausdruck und die Mimik eines menschlichen Gesichts.[24] Dennoch sind die Knochen eines Skeletts dem Leben in vergleichbarer Weise ausgesetzt wie analoges Filmmaterial dem Licht. Leben besteht in gewisser Hinsicht darin, über lange Zeit den verschiedensten Einflüssen und Belastungen (Arbeit, Wohnort, Ernährung, Verletzungen, usw.) ausgesetzt zu sein. Alle diese Kräfte bilden sich auf dem wandelbaren, wachsenden und schrumpfenden Negativ des Körpers ab, der dieses Leben lebt. Wie Palimpseste oder mehrfach belichtete Fotos sind Knochen deshalb mitunter nur schwer zu interpretieren. Doch mit den Analysemethoden und wissenschaftlichen Verfahren, die 1985 in Brasilien Bekanntheit erlangten, gelang es Schritt für Schritt, das den Gebeinen eingeprägte Leben sichtbar zu machen.

[24] Demgegenüber meint Snow, dass es durchaus möglich ist, ein Gesicht schon am Schädel wiederzuerkennen: »Der Schädel liegt dem Aufbau des Gesichts zugrunde. […] Die Gesichter der Menschen sind verschieden, und die wesentliche Konfiguration der Gesichtsmerkmale prägen schon die Knochen, aus denen sich der Schädel zusammensetzt. Schädel sind so individuell und einzigartig wie die Gesichter der Menschen.« Snow im Interview mit Dan Setton für den Film *Joseph Mengele: The Final Account*, Oklahoma 1995. Wir danken Dan Setton dafür, dass er uns diese Aufnahme zur Verfügung gestellt hat.

Die Bestätigung von Mengeles Identität war das Ergebnis einer geduldigen und methodischen Interpretation der Knochen, ihrer Gewebszusammensetzung, ihrer Form und Textur, vor dem Hintergrund bekannter Ereignisse aus Mengeles Leben. Mit dem Fortschreiten der Ermittlungen kreiste die Identifizierung ihre Zielperson immer weiter ein: Geschlecht (männlich), Rechtshänder, Größe (174 cm), Körperbau (durchschnittlich), »Rasse« (»kaukasisch«), Plomben und Zahnlücken, in den Kriegsakten verzeichnete Knochenbrüche und Verletzungen, die nun auf Röntgenbildern (von Hüfte, Daumen, Schulterblatt und Schlüsselbein) sichtbar wurden, Alter zum Zeitpunkt des Todes (zwischen 64 und 74 Jahre).[25]

Je weiter die Untersuchung voranschritt, umso mehr belegte Tatsachen und Ereignisse aus Mengeles Leben ließen sich durch deren Spuren in den Knochen nachweisen und umso größer wurde die Hoffnung, dass »die Chancen auf eine eindeutige Identifikation enorm gestiegen sind«, wie ein Journalist aus São Paulo schrieb.[26]

---

[25] Vgl. Joyce und Stover, *Witnesses from the Grave*, a.a.O., S. 176-180. Eric Stover berichtete uns im persönlichen Gespräch am 25. Juni 2011, Snow habe »sogar versucht, in Mengeles SS-Akte hinreichende Informationen zu finden, um seine Hutgröße mit dem Umfang seines Schädels abzugleichen.« Andere Wissenschaftler hofften, in den Knochen Spuren von Salzwasser zu finden und so den Tod durch Ertrinken belegen zu können, doch diese Versuche wurden am Ende aufgegeben.

[26] Vgl. Harry Nelson, »Scientific Detectives At Work: Mengele Identity Search: How Clues Are Assembled«, *Los Angeles Times*, 14. Juni 1985, S. 1.

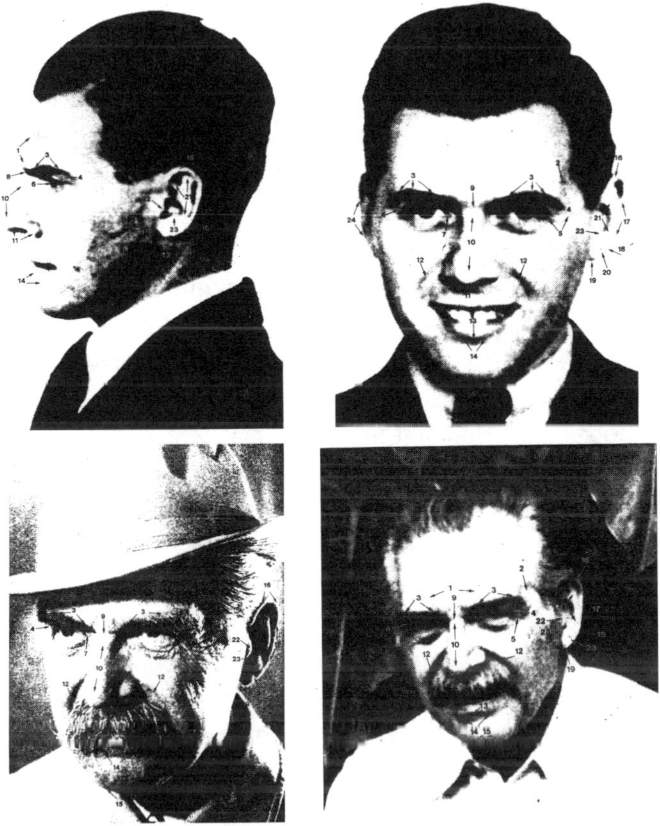

Fotografischer Abgleich von Bildern Josef Mengeles mit Bildern von »Wolfgang Gerhard«, die in der Wohnung des Ehepaars Bossert in Brasilien gefunden wurden, durch Markierung von 24 übereinstimmenden körperlichen Merkmalen. Fotos: »Behördengutachten i.S. von § 256 StPO, Lichtbildgutachten MENGELE, Josef, geb. 16.03.11 in Günzburg«, Bundeskriminalamt, Wiesbaden (14. Juni 1985). Abb. mit freundlicher Genehmigung von Maja Helmer.

Absolute Gewissheit konnten aber auch diese Wissenschaftler und darüber hinaus ihr Fachgebiet nicht liefern. Wie jede andere empirische Wissenschaft arbeitet die forensische Anthropologie mit Wahrscheinlichkeiten. Jeder einschlägige Fachartikel enthält einen Hinweis auf die Wahrscheinlichkeit oder Fehlertoleranz der Ergebnisse. Die Fragen, die an das Skelett herangetragen wurden und die an ihm durchgeführten Versuche entsprachen ihrem Vorgehen nach eher einer Kreuzbegutachtung, bei der jede neue Interpretation das Wahrscheinlichkeitsverhältnis ändert. (Denn selbstverständlich kann es mehrere Männer europäischer Herkunft von Mengeles Konstitution gegeben haben, die Rechtshänder waren und mit einer ähnlichen Geschichte von Krankheiten und Verletzungen zu dieser Zeit in Brasilien begraben wurden.)

Unter Wahrscheinlichkeit verstehen wir heute zumeist den Grad an Erwartbarkeit, mit dem ein Ereignis eintreten wird oder stattgefunden hat. Wie der Philosoph Ian Hacking gezeigt hat, hat der Begriff aber zwei verschiedene Bedeutungen – eine subjektive und eine objektive. In dieser Unterscheidung kommt etwas von der Differenz und dem Spannungsverhältnis zwischen menschlichen Zeugnissen und materiellen Beweisen zum Ausdruck. »Subjektive Wahrscheinlichkeit« hat, wie Hacking erläutert, mit der Einschätzung der Glaubwürdigkeit von Zeugen zu tun, die sich historisch an deren gesellschaftlichem Rang, an Adel oder Reichtum orientierte. In diesem Sinn meinte der Begriff »wahrscheinlich« so etwas wie »vertrauenswürdig«

oder »zustimmungsfähig« oder »Anspruch auf Geltung und Konsens erhebend«. Noch gegen Ende des 18. Jahrhunderts konnte Edward Gibbon in *Verfall und Untergang des römischen Imperiums* schreiben, »eine solche Tatsache ist wahrscheinlich, aber zweifellos falsch«, ohne diese Feststellung als widersprüchlich zu empfinden. Demgegenüber bezieht sich »objektive Wahrscheinlichkeit« auf Besonderheiten eines Gegenstands oder Phänomens, die in der Analyse zutage treten. Diese zweite Bedeutung begann nach Hacking um die Mitte des 17. Jahrhunderts, die erste zu verdrängen.[27]

In der Forensik sind beide allerdings eng verzahnt und verflochten, denn vor Gericht erscheint kein Gegenstand ohne einen Experten, der ihn präsentiert. Die Beweiskraft einer Sache hängt zumindest teilweise von der fachlichen Autorität (subjektiven Wahrscheinlichkeit) desjenigen ab, der sie öffentlich entschlüsselt. Also ist die objektive Wahrscheinlichkeit einer Tatsache oder eines Ereignisses auch eine Funktion der Zuverlässigkeit des Experten. Müsste man nicht sagen, dass das Objekt immer noch in eine Aura subjektiver Wahrscheinlichkeit gehüllt ist und aufgrund ebendieser Wahrscheinlichkeit der vollständigen Unterwerfung unter irgendeine Bestimmung entgeht? Gerade in der Verschiebung des Wahrscheinlichkeitsbegriffs vom Subjekt

27 Vgl. Ian Hacking, »Comment: In Praise of the Diversity of Probabilites«, *Statistical Science,* Jg. 5, Nr. 4 (November 1990), S. 450-454; ders., *The Emergence of Probability: A Philosophical Study of Early Ideas about Probability, Induction and Statistical Inference*, Cambridge, 1975.

zum Objekt erweist sich das Dilemma des Zeugen (wie trügerische Erinnerung oder uneindeutige Aussage) als eine Grundbedingung auch des materiellen Beweismittels.[28]

Aus der Sicht von Wissenschaftlern und Juristen ist Wahrheit ein bestimmter Wert auf einer Skala der Wahrscheinlichkeit. Formeln wie »bei Abwägung aller Wahrscheinlichkeit« oder »ohne begründeten Zweifel« verweisen auf das Kalkül, das ihren Entscheidungen zugrunde liegt. Während sich die Wissenschaft aber damit begnügen kann, den Grad der Erwartbarkeit oder die Irrtumswahrscheinlichkeit festzustellen, muss die Rechtsprechung ihre Entscheidungen auf der Grundlage einer relativen Ungewissheit oder Unschärfe treffen. Ein Gerichtsurteil oder auch ein politischer Beschluss verdienen diese Bezeichnungen überhaupt nur, wenn sie über die reine Wahrscheinlichkeitsberechnung hinausgehen. Andernfalls wären sie nur mechanische Vorgänge. Entscheidungen werden gerade dadurch notwendig, dass das Wahrscheinlichkeitskalkül keine endgültige Lösung ergeben kann (und sollte).[29]

Nun stützen sich Entscheidungen aber auf ästhetische Verfahren, d. h. auf eine bestimmte Art und Weise und Ordnung des Erscheinens von Dingen und Ereignissen. Wie Lorraine Daston schreibt, sind Fakten

---

28 Vgl. Lorraine Daston »Hard Facts«, in: Bruno Latour und Peter Weibel (Hg.), *Atmospheres of Democracy*, Cambridge 2005, S. 680-685.

29 Vgl. Jacques Derrida, *Gesetzeskraft. Der »mystische Grund der Autorität«*, Frankfurt am Main 1991, bes. S. 33.

> »oft vage und oszillierend. Sie sind Ergebnis eines feinfühligen Nachforschens, das akribisch genau flüchtige Wirkungen verfestigen oder raffiniert mehrere Beweisketten zu einem starken, tragfähigen Seil flechten muss. Vor allem sind, wie schon ihre Wortgeschichte verrät, [...] gerade die interessantesten und nützlichsten Fakten nicht einfach vorhanden, sondern gemacht, also Artefakte im besten Sinn des Wortes.«[30]

Fakten zu schaffen, setzt demnach ein umsichtiges ästhetisches Austarieren voraus. Es ist abhängig von neuartigen Bildern, die durch neue technische Verfahren möglich geworden sind und sich nicht nur vor unser aller Augen verändern, sondern auch unsere Augen selbst verändern – die somit auf unser Sehen und Verstehen der Dinge Einfluss nehmen. Ästhetik als *Urteilskraft* der Sinne ist das, was das Feld der Möglichkeiten und deren vermeintliche Wahrscheinlichkeit neu ordnet und einen Strich durch das rein ökonomische Wahrscheinlichkeitskalkül macht. *Verurteilung* in der Bedeutung eines richterlichen Urteils trägt in sich die subjektive Überzeugung eines bestätigt gefundenen Glaubens.

In Brasilien ging es bei der Entscheidung »Mengele« oder »nicht Mengele« – zugleich »tot« oder »lebendig«, »unabgeschlossene« oder »abgeschlossene Ermittlung« –

---

30 Daston, »Hard Facts«, a.a.O., S. 680.

um ein sorgfältiges Abwägen der Wahrscheinlichkeit und ein ästhetisches Urteil, wobei das eine nicht ohne das andere möglich gewesen wäre. Sheila Jasanoff erklärt in ihrem Buch *Science at the Bar*, einer Betrachtung der wechselseitigen Bezüge zwischen Rechtsprechung, Wissenschaft und Technik, wie Wissenschaft und Recht gleichermaßen mit komplizierten und umstrittenen, von Richtern, Geschworenen oder Fachleuten und ihren Zirkeln im Zuge der »Konstruktion« und Bewertung von Tatsachen und Beweisen angewandten Regeln und Regelwerken zu tun haben. So gesehen ähnelt das Vorgehen der Wissenschaft durchaus einem juristischen. Jasanoff zeigt, dass Gerichte oft dort angerufen werden, wo empirische Erkenntnisse keine Schlussfolgerungen erlauben, wo Behauptungen unsicher, umstritten und ungreifbar bleiben.[31] Selbstverständlich folgen Wissenschaft und Recht gesonderten Abläufen und weisen ihre jeweils eigenen Elastizitäten und Starrheiten bei der Konstruktion ihrer Fakten auf. Jasanoff verweist in diesem Zusammenhang auf Bruno Latour: Es sei »ungeachtet der Redensart [...] offensichtlich, dass die Tatsachen nicht ›für sich selbst‹ sprechen.

---

[31] Vgl. Sheila Jasanoff, *Science at the Bar: Law, Science, and Technology in America,* Cambridge 1995. Stanley Fish hat in einer eleganten Interpretation der Parole Evidence Rule im amerikanischen Recht darauf hingewiesen, dass »›Juni-Aug.‹ unter bestimmten, überzeugend dargelegten Umständen den August ausschließen oder ›36‹ auch als ›37‹ verstanden werden kann.« Stanley Fish, »The Law Wishes to Have a Formal Existence«, in: ders., *There's No Such Thing as Free Speech ... and It's a Good Thing Too,* Oxford 1994, S. 148.

Wir übersähen die Wissenschaftler, ihre Kontroversen, ihre Labore, ihre Arbeitsgeräte, ihre Aufsätze und jene zögerliche, häufig unterbrochene, von deiktischen Gesten begleitete Rede, die allein hörbar ist und allein sichtbar macht.«[32]

In einem solchen Labor, inmitten aller möglichen Instrumente der Präsentation und Repräsentation, der Geräte zur Deutung und Erzeugung von Erscheinungen, fand die Untersuchung des Skeletts aus Embu das Artes statt.

♦ ♦ ♦

Anders als die Überlebenden erhofft und die staatlichen Behörden mit ihrer Suche nach Mengele angestrebt hatten, kam es am Ende nicht zu einem Verfahren gegen eine lebende Person, sondern zur Feststellung von Mengeles Identität, die man sich als eine Art »Prozess gegen die Gebeine« vorstellen kann. Dieser »Prozess« fand nicht in einem Gerichtssaal statt, sondern im Wissenschaftsforum eines Labors, dessen Arbeit viele spätere, dann allerdings gerichtliche, Verhandlungen nach sich zog. Im Forum dieses Labors wurde jede wissenschaftliche These und Verfahrensweise von anderen Fachkollegen geprüft, hinterfragt und schließlich einer Öffentlichkeit vorgelegt, die von den Ergebnissen ebenfalls erst überzeugt werden musste. Obwohl die Untersuchung sorgfältig ein Ereignis im Leben

---

32 Bruno Latour, *Die Rechtsfabrik. Eine Ethnografie des Conseil d'Etat*, Konstanz 2016, S. 237.

Mengeles nach dem anderen erwog, zielte der »Prozess« nicht darauf, über das Handeln von Josef Mengele zu urteilen, sondern einzig auf die Feststellung, dass diese Knochen die Knochen Mengeles waren.

Beinahe wie in Dantes Bestrafung der Sünder im *Inferno* wurden nun Mengeles Gebeine einer ironisch umgekehrten Peinigung durch die endlose Wiederholung der eigenen Sünden und Misshandlungen unterzogen. Ausgerechnet der Schädel dieses Phrenologen (der 1935 mit einer Arbeit über »Rassenmorphologische Untersuchungen des vorderen Unterkieferabschnittes bei vier rassischen Gruppen« promovierte),[33] war nun ein Erkenntnisproblem der aktuellen Wissenschaft geworden. Vermutlich ging kaum ein anderer Schädel seiner Zeit durch so viele Hände und unterlag einer so eingehenden Untersuchung und kritischen Prüfung wie dieser.

Indem wir die brasilianischen Ermittlungen als »Prozess gegen eine Sache« darstellen, wollen wir weder behaupten, dass diese wissenschaftliche Arbeit buchstäblich wie ein Gerichtsverfahren ablief, noch einfach nur den Begriff »Prozess« metaphorisch ausdehnen. Anders als die Überreste von Papst Formosus, denen bei der bemerkenswerten Leichensynode 897 in Rom der Prozess gemacht wurde, erwartete Mengeles Skelett kein Urteilsspruch über Schuld oder Unschuld. Dennoch steht das Verfahren, dem es ausgesetzt wurde, zum Teil in einer

---

[33] Vgl. Posner und Ware, *Mengele*, a.a.O., S. 10.

Tradition der »Prozesse gegen Sachen«, die so alt ist wie die Institution des Gerichts selbst.[34]

Dass man Sachen für wirkmächtig hielt und ihnen daher auch Verantwortung und Haftung zuwies, lässt sich nach Miguel Tamen auf das antike griechische Recht zurückführen. In Athen »gab es eine Richterriege, die im Prytaneion Sondergerichte bei Klagen gegen unbekannte Täter oder leblose Gegenstände abhielt«. Tamen befasst sich mit der Geschichte der Wirkungsmacht und Mitteilungsfähigkeit von Sachen und beschreibt in diesem Zusammenhang folgenden Zwischenfall: Eine nach dem Tod des Athleten Theagenes angefertigte Statue von ihm wurde von einem Gegner in einem Racheakt geschlagen, »bis sie vermutlich umgestoßen wurde, auf ihn fiel und ihn zu Tode quetschte. Die Statue wurde vor Gericht gebracht, schuldig gesprochen und zur Versenkung im Meer verurteilt. Später riet das Orakel allerdings dazu, sie zurück an ihren ursprünglichen Ort zu versetzen.«[35] Nach Tamen wurden derartige Verhandlungen dadurch möglich, dass Sachen kraft ihrer Interpretation vor Gericht Wirkungs-

[34] Zu Prozessen gegen Tiere als Sachen siehe Jeffrey Kastner, »Animals on Trial«, *Cabinet*, Nr. 4 (Herbst 2001), zur Leichensynode Johann Peter Kirsch, »Pope Formosus«, *The Catholic Encyclopedia* 6, New York 1909, www.newadvent.org/cathen/06139b.htm, außerdem Donald E. Wilkes, Jr., »The Cadaver Synod: Strangest Trial in History«, *Flagpole*, (2001), S. 8f, digitalcommons.law.uga.edu/fac_pm/42. Wir danken Amy Zion und Danh Vo für den Hinweis auf Formosus.

[35] Miguel Tamen, *Friends of Interpretable Objects*, Cambridge 2004, S. 79f. Wir danken Anselm Franke für den Hinweis auf diesen Text

macht erlangten – dass sie sich über ihre »Freunde« mitteilten, d. h. über diejenigen, die sich um sie versammelten und ihnen Bedeutung zusprachen. Was aus einer solchen Versammlung eines »Freundeskreises« oder einer Gesellschaft von Fürsprechern im rechtlichen Sinn ein Forum der Interpretation und Erörterung machte, war eben die »erkenntnistheoretische Schwierigkeit [...] festzustellen, was als legitime ›Mitteilung‹ der Bedürfnisse oder Ansprüche eines Gegenstands gelten kann«.[36]

Im europäischen Mittelalter wurde die analysierende Befragung von Sachen durch die sogenannten Advocati Diaboli weitergeführt. Diese Anwälte waren von der Kirche als Sachverständige eingesetzt und hatten die Aufgabe, in einem Heiligsprechungsverfahren gegen den Anwärter zu argumentieren, indem sie nach Fehlern oder Fälschungen in Berichten über seine Wundertaten suchten, auf die sich seine Heiligkeit gründen sollte. Obwohl hierbei hauptsächlich Zeugenaussagen in Betracht kamen, spielte die Untersuchung von Beweismitteln bei der Kanonisierung durchaus eine Rolle, wie Fernando Vidal gezeigt hat.[37] Zeugen erzählten oft von außergewöhnlichen Ereignissen, die sie tatsächlich erlebt zu haben glaubten. Solche Wunder wurden nur dann als göttliches Walten in irdischen Gefilden aufgefasst, wenn das Geschehen – Heilungen, Visionen

---

[36] Ebd., S. 98.

[37] Vgl. Fernando Vidal, »Miracles, Science, and Testimony in Post-Tridentine Saint-Making«, *Science in Context*, Jg. 20, Nr. 3 (2007), S. 481-508.

oder Levitationen – die Ordnung der Natur überstieg und materielle Spuren hinterließ. Zum Verfahren der Beglaubigung gehörte die Untersuchung von lebenden und toten Körpern, manchmal auch von Bluttropfen, Nägeln oder angeblichen Splittern vom Kreuz Jesu. Schon in der Arbeit der Advocati Diaboli verschob sich also ganz allmählich die Bedeutung der »Wahrscheinlichkeit« von der Glaubwürdigkeit der Zeugen zur Plausibilität eines stofflichen Phänomens.[38]

♦♦♦

In Brasilien bildeten unterdessen Experten mit vielfältigen Spezialisierungen ein kleines wissenschaftliches Forum rund um Mengeles Skelett. »Wir hatten Leute mit ganz unterschiedlichem Hintergrund dabei«, erinnerte sich Snow. »Aber unsere Kenntnisse überschnitten sich doch so sehr, dass wir innerhalb der Gruppe die Ergebnisse des anderen nachvollziehen und eine Art Kreuzbegutachtung durchführen konnten, bei der wir unsere Schlussfolgerungen und Methoden jeweils von einer anderen Person prüfen ließen.«[39] »Nach knapp einer Woche Arbeit«, so Snow im Gespräch mit Eric Stover, »lagen wir mit der Annahme, dass

---

[38] Vgl. Cornelia Vismann, »The Love of Ruins«, *Perspectives on Science*, Jg. 9, Nr. 2 (2001), S. 196–209.

[39] Weizman, »Osteobiography«, a.a.O., S. 68.

es sich bei den Gebeinen um die Mengeles handelte, irgendwo zwischen ›wahrscheinlich‹ und ›sehr wahrscheinlich‹.«[40]

Wie beschrieben, nutzen Recht und Wissenschaft verwandte, aber doch unterschiedliche Methoden zur Feststellung von Tatsachen und gehen verschiedenartig mit Wahrscheinlichkeiten um. Die Öffentlichkeit folgt ebenfalls ihrem eigenen Kalkül der Entscheidungsfindung. Aufgabe der Wissenschaftler war es nun, nicht nur sich selbst von der Identität der Gebeine zu überzeugen, sondern auch Staatsanwälte und polizeiliche Ermittler, vor allem aber – und das war, wie sie alle empfanden, die bei weitem schwierigste Aufgabe – die Öffentlichkeit im Allgemeinen sowie die Überlebenden und ihre Vertreter, die den lebenden Mengele vor Gericht sehen wollten, im Besonderen.[41]

Denn selbstverständlich hat auch Forensik nicht nur mit Wissenschaft, sondern ebenso mit der *Darlegung* wissenschaftlicher Erkenntnisse, also mit Wissenschaft als Überredungskunst zu tun. Abgeleitet vom lateinischen *forensis*, referiert der Ursprung des Wortes auf das »*Forum*«, mithin auf die Übung und Fertigkeit, vor einer öffent-

---

[40] Eric Stover, »Reconstructing Mengele«, *Science,* 86230, Nr. 4728 (1986), S. 75; nachgedruckt als »Mengele Id'd by Video Process«, *Chicago Tribune*, 12. Januar 1986, S. 3.

[41] Robert J. Lifton stellte in »What Made this Man? Mengele«, *New York Times Magazine*, 21. Juli 1985, fest: »Seine Gebeine allein genügen nicht.« Auch Snow erklärte in seinem Interview mit Dan Setton für den Film *Josef Mengele: The Final Account*: »So viele Leute suchten nach diesem Mann, [...] und wollten ihn über viele Jahre vor Gericht bringen [...]. Wir waren ein wenig überdrüssig. Immer noch warteten alle darauf, dass er endlich vor Gericht kam, dass er verurteilt würde.«

lichen Versammlung von Fachleuten, Politikern oder Juristen eine Sache zu vertreten.[42]

In der klassischen Rhetorik bestand eine dieser Fertigkeiten darin, die Dinge selbst vor dem Forum reden zu lassen. Da sie aber nicht eigentlich sprechen, ist eine Übersetzung, Vermittlung oder interpretierende Brücke zwischen der »Sprache der Sachen« und jener der Menschen erforderlich. Hier kommt die *Prosopopöie* zur Anwendung – eine Redefigur, die in dem Kunstgriff besteht, leblosen Sachen eine Stimme zu verleihen. Der römische Rhetoriker Quintilian schreibt im Zusammenhang mit der Aufgabe, »Dingen eine Stimme zu verleihen, denen die Natur keine gegeben hat«, über die Macht der Prosopopöie: »Es ist in dieser Redeweise sogar erlaubt, die Götter vom Himmel zu holen und die Toten aufzuwecken. Ganze Städte und Völker finden darin zu einer Stimme.«[43] Die Prosopopöie ist am Werk, wenn der Dichter William Wordsworth vom »sprechenden Antlitz der Natur« schreibt, wenn das US-amerikanische Recht aus Unternehmen Rechtspersonen macht und ihnen »Redefreiheit« zuerkennt oder wenn der ecuadorianische Nationalkongress Ökosysteme mit eigenen Rechten ausstattet.[44] In allen diesen Fällen

42 In der *Rhetorik* unterscheidet Aristoteles drei Gattungen der Redekunst: gerichts- bzw. gerichtsmedizinische Rede, parlamentarische oder gesetzgebende Rede, Lob- oder Festrede. Eine aufschlussreiche Analyse bietet Amélie Oksenberg Rorty (Hg.), »Structuring Rhetoric«, in: *Essays on Aristotle's Rhetoric,* Berkeley 1996, S. 1-33.

43 Quintilian, *Ausbildung des Redners,* IX, Kap. 2, XXXI.

44 Zur Prosopopöie siehe Paul de Man, »Autobiographie als Masken-

erkennen wir, dass es sich nicht um einen »Irrtum« handelt, sondern um eine unerlässliche Strategie des Argumentierens, die gezwungenermaßen einen Umweg über die Sache nimmt.

Forensik stellt sich als fortlaufendes Wechselverhältnis zwischen drei Elementen dar: einem Objekt, einem Vermittler und einem Forum. Jede dieser drei Kategorien ist elastisch oder dynamisch. Alles in dieser Relation bleibt notwendig umstritten, und nichts versteht sich von selbst. Weil das Objekt und sein Dolmetscher eine einzige, in sich verbundene rhetorische Einheit darstellen, lässt sich eine auf die Sache bezogene Behauptung nur widerlegen, indem man den Mechanismus seiner Artikulation auseinandernimmt. Man müsste dazu mit anderen Worten, das Objekt als unecht und seinen Dolmetscher als voreingenommen oder die Kommunikation zwischen beiden als kurzgeschlossen entlarven. Das Objekt und sein »Freund«, so könnte man etwa sagen, sprechen nicht dieselbe Sprache, weil der Experte sein Objekt missversteht, oder, grundsätzlicher, weil die vermeintliche Rede des Objekts ausschließlich von demjenigen stammt, der sich anmaßt, für es zu sprechen.

Das Forum gibt uns die Techniken an die Hand, mit denen derartige Behauptungen und Gegenbehauptungen im Namen von Objekten aufgestellt und bestritten werden können. Es umfasst einen Schauplatz, Protokolle des Er-

---

spiel«; in: ders., *Die Ideologie des Ästhetischen*, Frankfurt am Main 1993, S. 131-146, bes. S. 143.

scheinens und Bewertens sowie Sachverständige. Es ist als Raum nicht einfach vorhanden, sondern entsteht aus aufeinander folgenden, ineinandergreifenden Auftritten. Tatsächlich existiert es oft nicht einmal, bevor nicht Beweise in ihm vorgelegt werden. Denn Foren bilden sich immer erst *rund um* umstrittene Sachen, und das auch nur, *weil* diese umstritten sind. Das »Ding oder Thing«, schreibt Latour in einer bedeutenden Überlegung zu der von ihm so genannten *Dingpolitik*, bezeichnet »die Sache [...], die Leute zusammenbringt, weil sie sie entzweit. [...] Es geht darum, daß wir uns nicht versammeln, weil wir übereinstimmen, [...] sondern weil wir durch Streitsachen an einem neutralen, isolierten Ort zusammengeführt worden sind, um zu irgendeiner Art von improvisierter provisorischer (Nicht)Übereinkunft zu gelangen.«[45]

Völkerrechtliche Foren veranschaulichen das mustergültig. Auch sie bilden sich häufig erst, nachdem Beweismaterial zutage getreten ist, um darüber zu verhandeln. Sondergerichte für bestimmte Sachverhalte werden erst nach jeweiligen Gewalttaten eingerichtet und versammeln sich (selbst) gewissermaßen rund um die diesbezüglichen Beweise. Dementsprechend lässt sich auch die Forensik als eine Archäologie der jüngsten Vergangenheit und als vorgreifendes, auf die Konstitution und Konstruktion künftiger Foren gerichtetes Handeln verstehen.[46] Selbst wenn

---

[45] Bruno Latour, *Von der Realpolitik zur Dingpolitik,* Berlin 2005, S. 30ff.

[46] So versteht Weizman unter »forensischer Architektur« nicht nur die Handhabe und Interpretation architektonischer Relikte, sondern mehr

die Foren bereits existieren, haben die vor sie gebrachten Streitsachen mitunter Einfluss auf ihre Grundordnung, denn sie gestalten sich jeweils so, dass sie mit neuartigen Zeugnissen oder Beweisen umgehen können.

Der Eichmann-Prozess bereitete den Weg für den Auftritt des Opfers als Zeugen auf der Bühne der Geschichte und gestaltete dadurch den Raum des Rechts anders als bisher. Ein ähnlicher Wandel geschah mit dem Erscheinen von Knochen und anderen Objekten vor den neuen Menschenrechtstribunalen des späten 20. Jahrhunderts. Was man zunächst als eine sinnfällige Erweiterung des Forums verstehen konnte, erwies sich als Moment eines Strukturwandels. Foren sind auch dann nicht starr festgelegt, wenn sie fest in institutionellen Ordnungen verankert sind. Sie sind beweglich, kontingent und vergänglich. Sie finden Verbreitung und vernetzen sich über neue Technologien und Medien. Sie treten rund um gefundene Beweise zusammen. Sie dehnen sich aus, verwandeln sich oder verbinden sich mit anderen Foren. Dann wieder schrumpfen oder zerfallen sie und lösen sich vor unseren Augen in Luft auf.

♦ ♦ ♦

---

noch die andauernde Erfindung und Konstruktion neuer Foren als Formen der Versammlung zu politischen, rechtlichen oder wissenschaftlichen Fragen rund um »Dinge von Belang«. Siehe Eyal Weizman, *Forensic Architecture: Notes from Fields and Forums*, Ostfildern 2011.

Während die Forensiker aus aller Welt rund um das Skelett auf dem Labortisch in São Paulo ein wissenschaftliches Forum bildeten, betraten dieselben Fachleute außerhalb des Labors ein ganz anderes Forum, einen anderen Raum der Darlegung und Überzeugung. Auch wenn es damals vielleicht nicht unmittelbar offensichtlich war, erkennt man rückblickend, dass für diese Überzeugungsaufgabe ein Bild unerlässlich war. Und wie zufällig fand die eigentliche wissenschaftliche Arbeit ihren Abschluss oder ihre Beglaubigung im Herstellen genau jener Bilder, die man brauchte, um dem Ergebnis der Untersuchung auch in der Öffentlichkeit Geltung zu verschaffen. Innerhalb, und über die Vermessungs- und Berechnungsarbeit hinaus entstand ein Bild, das sich als der Beweis mit der größtmöglichen Überzeugungskraft erwies.

Dieses Bild verdankte sich technischen Voraussetzungen, die damals erst seit kurzem gegeben waren. Es wurde von Richard Helmer, der dem westdeutschen Forscherteam angehörte, geschaffen. Helmer war privat leidenschaftlicher Fotograf und hatte ein Verfahren entwickelt, das die Fotografie (genauer: eine Videografie der Fotografie) mit der Wissenschaft der Pathologie verband.

Helmer begann damit, den von der brasilianischen Polizei bei ihrer eiligen Ausgrabung schwer beschädigten Schädel zu rekonstruieren. (Snow erklärte diesbezüglich in einem Interview mit dem Sender ABC: »Einen Polizisten ein Skelett ausgraben zu lassen, ist ungefähr so, als würde man einen Schimpansen eine Herztransplantation machen

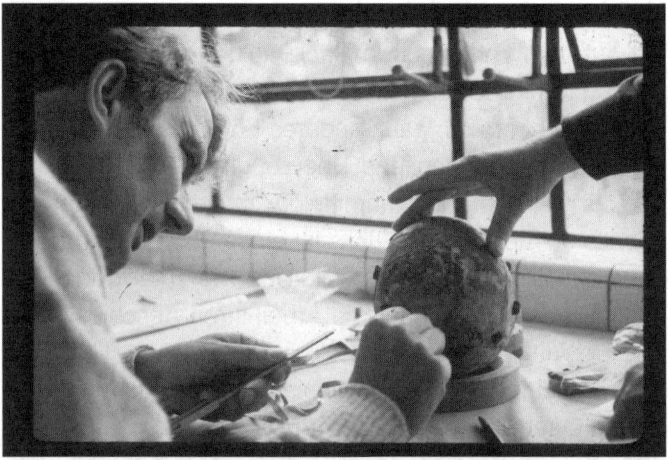

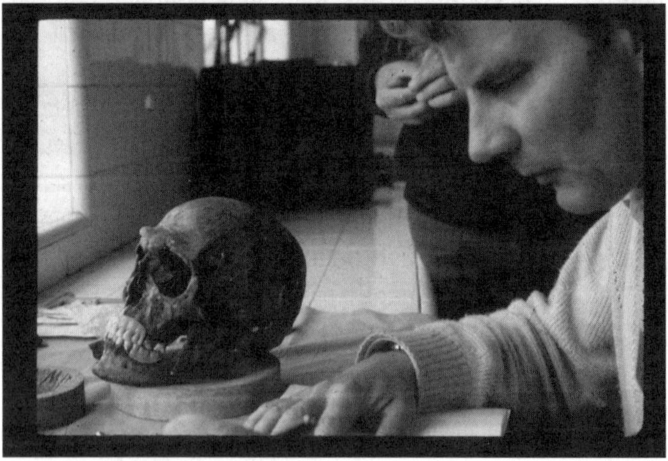

Der deutsche Forensiker Richard Helmer bei der Arbeit an dem in Embu das Artes gefundenen Schädel. Labor des Instituto Médico-Legal, São Paulo, Brasilien, Juni 1985. Foto: Eric Stover.

lassen.«)[47] Erst anhand des Nachbaus konnte Helmer mit der Erzeugung seiner Bilder beginnen:

»Helmer hatte das Video-Bildgebungsverfahren der Gesichts-Schädel-Bildmischung perfektioniert, bei dem man die Videoaufnahme eines Porträtfotos über die Videoaufnahme eines Schädels legt, um festzustellen, ob es sich um dieselbe Person handelt. [...] In seinem Labor an der Kieler Universität hatte er dafür die Topografie hunderter Schädel in ähnlicher Weise untersucht, wie ein Bauingenieur vielleicht die Gewölbe und Bögen eines Doms vermessen und sie auf geometrische Formen herunterbrechen würde. Das Ergebnis war ein an westdeutschen Gerichten anerkanntes Verfahren zur eindeutigen Identifikation unbekannter Personen.«[48]

Mithilfe seiner Tabellen und Formeln ergänzte Helmer den Schädel um die Stärke und Form des nach dem Tod verschwundenen Gesichts. Indem er 30 Nadeln jeweils mit Ton an der Oberfläche des Schädels fixierte und dort mit weißen Markierungen versah, wo die Haut gewesen wäre, schuf er die fehlenden Konturen, die er nun »auf den

---

[47] Interview mit Charles Gibson in *ABC News Nightline*, 7. Juni 1985. Auf ähnliche Weise formulierte Snow das Problem im Film *Josef Mengele: The Final Account* von Dan Setton.

[48] Vgl. Joyce und Stover, *Witnesses from the Grave*, a.a.O., S. 193f.

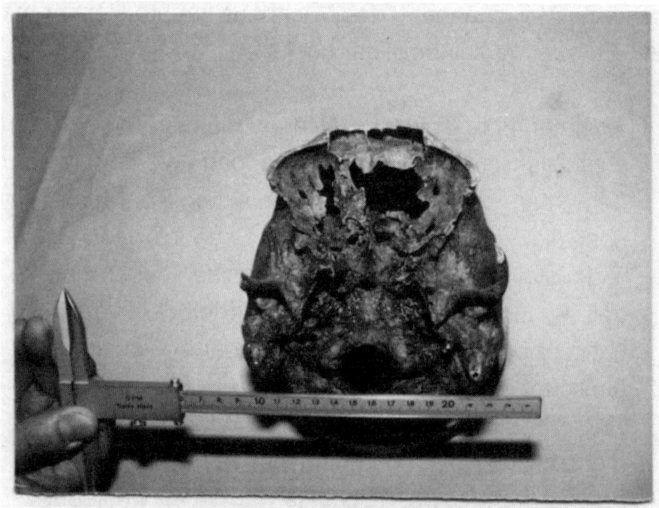

Vermessung des mutmaßlichen Schädels von Josef Mengele, Instituto Médico-Legal, São Paulo, Brasilien, Juni 1985. Abb. mit freundlicher Genehmigung von Maja Helmer.

Millimeter genau« mit den Fotos von Mengele vergleichen konnte.[49]

Wie Snow später erklärte, hat Helmers Vorgehen zur Ermittlung der lokalen Abstände zwischen Haut und Schädelknochen in Deutschland tatsächlich eine lange Tradition, die auf die Identifikation der Gebeine von Johann Sebastian Bach Ende des 19. Jahrhunderts zurückgeht.

---

49 Vgl. ebd., S. 194.

1894 machte sich die Leipziger Thomaskirche auf die Suche nach Bachs Überresten, um sie angemessen zu bestatten. Wie Snow schreibt, kamen sechs Skelette dafür in Frage. Um herauszufinden, welches davon die Gebeine Bachs waren, nutzte der Anatom Wilhelm His ein Verfahren,

> »das er in Versuchen an rund fünfzig männlichen und weiblichen Leichen von kurz zuvor verstorbenen Suizidopfern entwickelt hatte. Er bestimmte etwa dreißig Punkte auf dem Kopf und stach eine gewöhnliche Nadel durch die Haut, bis sie auf den Schädelknochen traf. Den Abstand zwischen Haut und Knochen markierte er mit einem kleinen Korkenstück. [...] Diese Nadeln befestigte er anschließend an Gipsabgüssen von den Schädeln der infrage kommenden Skelette. Auf diese Weise erhielt er Konturen, anhand derer er die Kopf- und Gesichtsform modellierte. Am Ende entschied er sich für das Gesichtsmodell, das einem Bildnis von Bach am ähnlichsten sah.«[50]

---

50 Weizman, »Osteobiography«, a.a.O., S. 71. Vergleichbare Verfahren, bei denen transparente Schichten über einen Schädel gelegt wurden, kamen im Fall der Isabella Ruxton von 1935 zum Einsatz. Diese Ermittlungen waren ein Schwerpunkt der Ausstellung »Visible Proofs: Forensic Views of the Body« (2006) an den National Institutes of Health in den USA. Siehe www.nlm.nih.gov/visibleproofs.

Die Formeln und Tabellen, die His aus seinen Messungen ableitete, beschrieben als erste den jeweiligen Abstand zwischen Haut und Schädelknochen. Sie werden in vielen Pathologielaboren der bis heute verwendet. Auch Helmer nutzte diese Daten und ergänzte sie um eigene Messungen.

Den mit Nadeln gespickten Schädel Mengeles montierte Helmer im nächsten Schritt in einer speziellen Halterung. Auf einem zweiten Ständer arrangierte er Fotos von Mengele aus vielen verschiedenen Lebensphasen. Dabei erwiesen sich die Bilder aus Mengeles SS-Akte in Seiten- und Vorderansicht als besonders nützlich. Neuere Aufnahmen Mengeles aus seinen späteren Jahren als flüchtiger Verbrecher stammten von Nachrichtendiensten und aus dem Besitz der Bosserts. Helmer interessierten an diesen Bildern, die in anderem Zusammenhang vielleicht von dokumentarischem oder biografischen Interesse wären, nur die darauf erkennbaren Gesichtskonturen bzw. die Form des Schädels unter der Haut. Sein Verfahren nannte er »Schädelidentifizierung durch elektronische Bildmischung«.[51]

---

[51] Richard P. Helmer, *Schädelidentifizierung durch elektronische Bildmischung,* Heidelberg 1984. Spätere Entwicklungsstufen des Verfahrens beschreiben Richard P. Helmer und Mehmet Yasar Iscan (Hg.) in *Forensic Analysis of the Skull: Craniofacial Analysis, Reconstruction, and Identification,* New York 1993. Eine detaillierte Erläuterung bietet G. J. R. Maat, »The Positioning and Magnificaiton of Faces and Skulls for Photographic Superimposition«, *Forensic Science International,* Jg. 41, Nr. 3 (1989), S. 225–235. Eine anerkennende Schilderung von Helmers Arbeit unternimmt Jeannette Otto in »Das letzte Make-Up«, *Die Zeit,* 27. Dezember 2007.

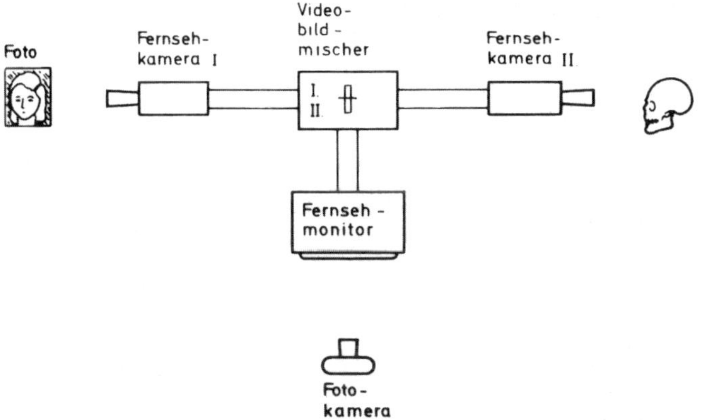

Schematische Darstellung der Apparatur für die Schädel-Gesichts-Überblendung. Aus: Richard Helmer, *Schädelidentifizierung durch elektronische Bildmischung,* Heidelberg 1984.

Nun war der Moment gekommen, sich ein Bild zu machen. Helmer montierte »zwei hochauflösende Videokameras auf Schienen, um sie hin- und herzufahren«. Eine davon war auf den Schädel gerichtet, die andere auf das Foto.[52] Der Schädel ließ sich in seiner Halterung drehen, sodass man ihn genau auf den Blickwinkel des jeweiligen Fotos abstimmen konnte. Beide Videoaufnahmen wurden in eine Bildverarbeitung eingespeist, die das Ergebnis auf einem Bildschirm anzeigte. Die Bildverarbeitung hatte mehrere Funktionen. Sie konnte Bilder aus beiden Kameras überlagern und nebeneinander auf dem horizontal oder vertikal

52 Joyce und Stover, *Witnesses from the Grave*, a.a.O., S. 195.

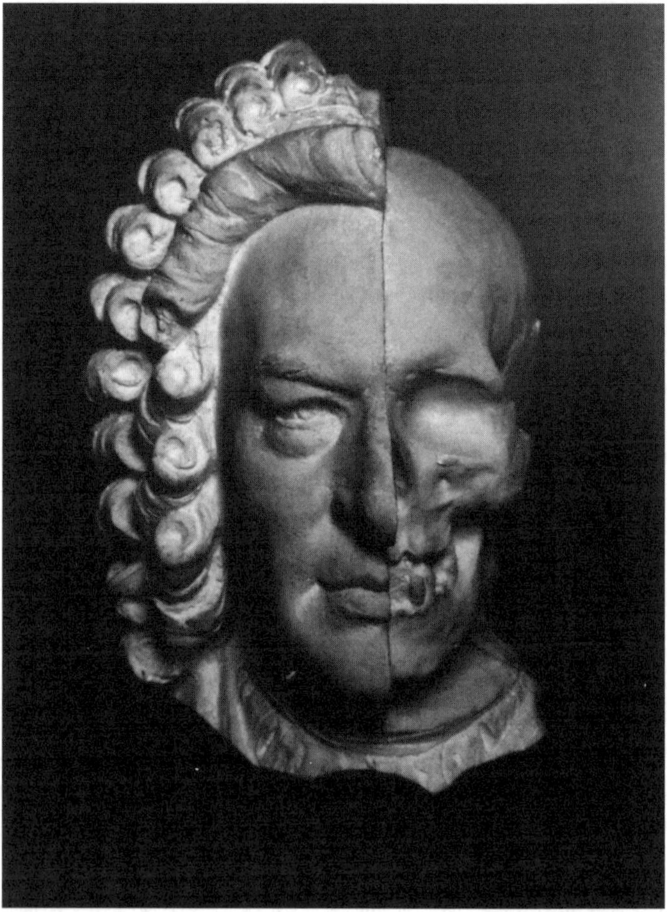

Kopfrekonstruktion des Anatomen Wilhelm His, ausgehend von einem Abguss des mutmaßlichen Schädels von Johann Sebastian Bach. Foto: Ines Weizman.

geteilten Bildschirm anzeigen. »Nun nicht mehr nur Wissenschaftler, sondern zugleich Kameramann«, wie Joyce und Stover schreiben,

> »...lugte Helmer durch den Sucher der einen Kamera, um auf den Schädel scharfzustellen, dann durch den anderen, um das Foto abzufilmen. Er wechselte zwischen beiden Kameras hin und her und verschob sie auch auf ihren Schienen, bis die Bilder von Schädel und Gesicht auf dem Bildschirm gleich groß erschienen. Mithilfe der Bildverarbeitung legte er nun diese Bilder übereinander, bis Fleisch und Haut des Gesichts [auf dem Foto] mit den weißen Markierungen an den Nadeln im Schädel übereinstimmten.«[53]

In den zwei Dimensionen des Videobildschirms – und nur in diesen – erstellte die Gesichts-Schädel-Bildmischung aus beiden Aufnahmen eine einzige. In einem späteren Aufsatz für eine medizinische Zeitschrift beschrieb Helmer selbst sein Vorgehen im Fall Mengele:

> »Bei exakter Anordnung des Schädels in Übereinstimmung mit der Kopfhaltung auf dem Foto in der elektronischen Bildmischung ergab sich vollkommene Deckungsgleichheit aller erkennbaren Pro-

53 Ebd.

portionen von Kopf, Gesicht, Augen, Nase und Mund. Die Konturen des über den Schädel gelegten Weichgewebemodells entsprachen den Gesichtskonturen auf der fotografischen Ebene.«[54]

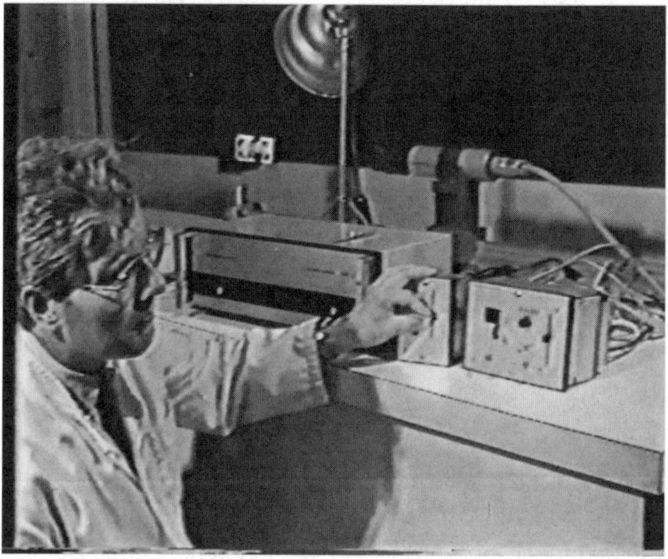

[54] Vgl. Richard P. Helmer, »Identification of the Cadaver Remains of Josef Mengele«, *Journal of Forensic Sciences*, Jg. 32, Nr. 5 (Nov. 1987), S. 1629f. Siehe auch William G. Eckert und Wilmes R. G. Teixera, »The Identification of Josef Mengele: A Triumph of International Cooperation«, *American Journal of Forensic Medicine and Pathology*, Jg. 6, Nr. 3 (Sep. 1985), S. 188-191, wo der vorläufige Expertenbericht an den Polizeioberinspektor Tuma abgedruckt ist. Eine rechtsmedizinische Bewertung der erfolgreichen Untersuchung bietet William J. Curran, »The Forensic Investigation of the Death of Joseph Mengele«, *New England Journal of Medicine*, 315, Nr. 17 (Okt. 1986), S. 1071ff.

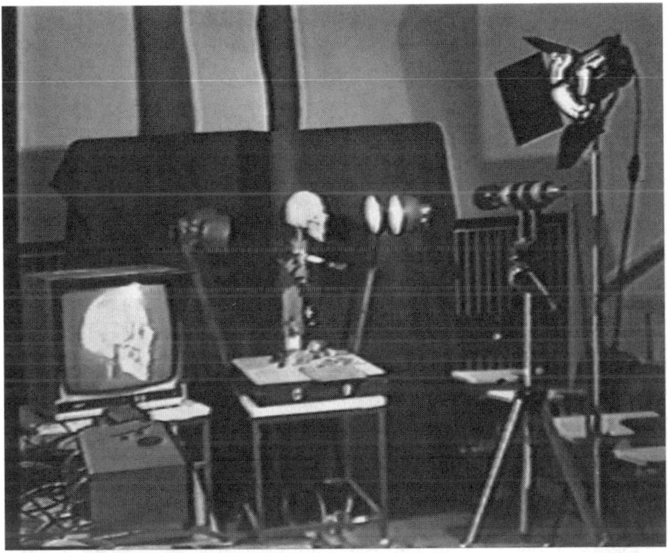

Richard Helmer bei einer Vorführung der Apparatur für seine Gesichts-Schädel-Überblendung. Standbilder aus der Video-Anleitung »Schädelidentifizierung durch elektronische Bildmischung«. Abb. mit freundlicher Genehmigung von Maja Helmer.

Als er von der Passgenauigkeit seiner Bildmischung überzeugt war, präsentierte Helmer den Kollegen das Ergebnis.

> »Der mit Nadeln gespickte Schädel und das darüber gelegte Foto«, schreiben Joyce und Stover, »erschienen konturscharf auf dem Bildschirm. Es war ein irritierender Anblick. Auge und Hirn brauchten etwas Zeit, um den merkwürdigen Eindruck zu ver-

arbeiten. Man sah einen Menschen, wie man im Leben keinen zu sehen bekommt. Die Haut wirkte wie eine gespenstische Hülle.«[55]

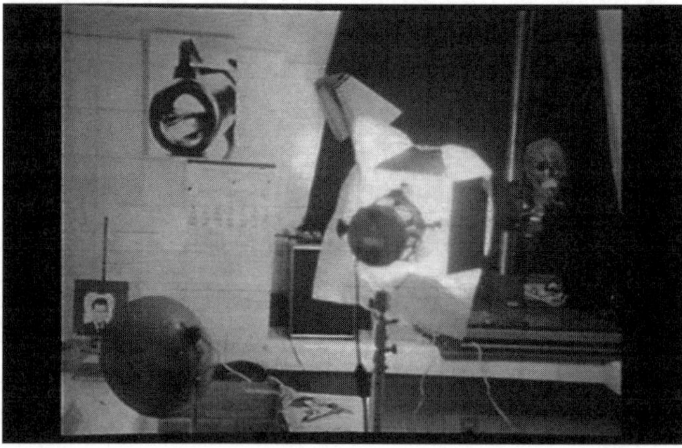

Standbild aus dem Film *Josef Mengele: The Final Account* (1998), Regie: Dan Setton.

Auf dem Bildschirm konnte Helmer seine Bildmischungen variieren: das Gesicht in der Hälfte teilen, das Gesicht des Fotos abheben, um nur den Schädel zu zeigen, oder umgekehrt; das Foto durch andere aus verschiedenen Lebensphasen Mengeles ersetzen, zu denen der Schädel ebenfalls passte. Die Funktionen der Bildbearbeitung ließen Josef Mengele wie tot und lebendig, oder auch halb

[55] Joyce und Stover, *Witnesses from the Grave*, a.a.O., S. 195.

tot und halb lebendig, als gespenstisches Wesen und Abbildung zur gleichen Zeit erscheinen. Das letzte Bild in Helmers Publikation über den Fall wirkt beinahe komisch: Es zeigt Mengeles Gesicht im Alter von 65 Jahren über dem Schädel und sieht aus wie ein Totenkopf mit Filzhut.[56] Die Übereinstimmung war vollkommen. Das Videobild des Fotos wurde genau über das Videobild des Schädels gelegt. Ein Schädel wurde in ein Gesicht gehüllt, ein Objekt in ein Subjekt, ein Bild des Todes in ein Bild des Lebens.

Das waren die Bilder, auf die alle gewartet hatten. Mit dem Ergebnis des Helmer'schen Verfahrens näherte sich das Wahrscheinlichkeitskalkül der Forensiker einer eindeutigen Identifikation.[57] Doch Helmers Arbeit leistete noch mehr als das. Denn seine so noch nie gesehenen Bilder entfalteten auch in der Öffentlichkeit große Überzeugungskraft.

56 Vgl. Helmer, »Identification of the Cadaver Remains of Josef Mengele«, a.a.O., Abb. 18, S. 1643.

57 Im Interview mit dem Dokumentarfilmer Dan Setton für den Film *Joseph Mengele: The Final Account* betonte Snow später, dass er die Gesichts-Schädel-Bildmischung für einen wichtigen, aber nicht vollkommenen Nachweis hielt. »Wenn sich eine Übereinstimmung ergibt, bestätigt das eine begründete Vermutung, dass es sich um die gesuchte Person handelt. [...] Aber als alleinigen Nachweis würde ich die Gesichts-Schädel-Bildmischung für eine zweifelsfreie Identifizierung nicht akzeptieren. [...] Sie ist ein enorm hilfreiches Verfahren, wenn es darum geht, Möglichkeiten auszuschließen und einzugrenzen.«

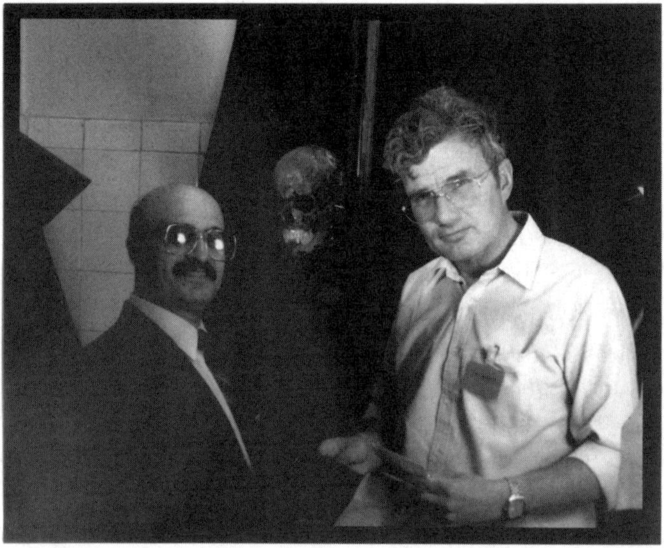

Richard Helmer (rechts) mit Ali Hameli (links) und dem für eine Vorführung der Bildmischung vorbereiteten Schädel von Josef Mengele, Labor des Instituto Médico-Legal, São Paulo, Brasilien, Juni 1985. Abb. mit freundlicher Genehmigung von Maja Helmer.

Die Bilder auf den folgenden Seiten entstanden unter Verwendung einiger Fotos von Mengele und Aufnahmen seines Schädels im Zuge einer Vorführung von Richard Helmers Gesichts-Schädel-Bildmischung. Labor des Instituto Médico-Legal, São Paulo, Brasilien, Juni 1985. Abb. mit freundlicher Genehmigung von Maja Helmer.

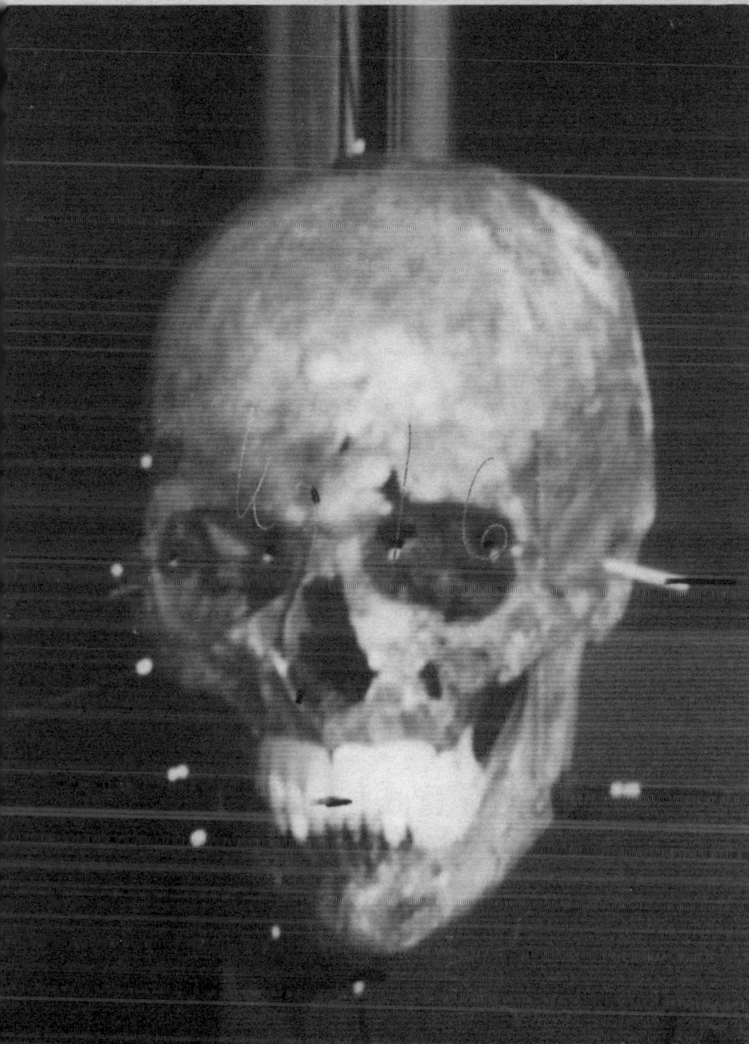

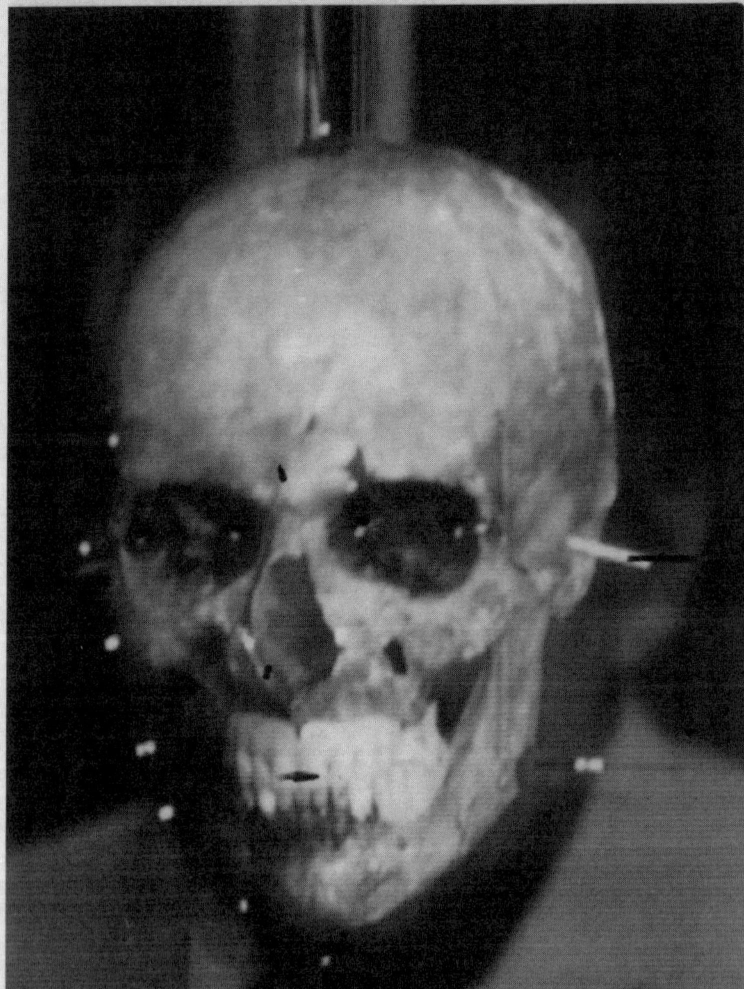

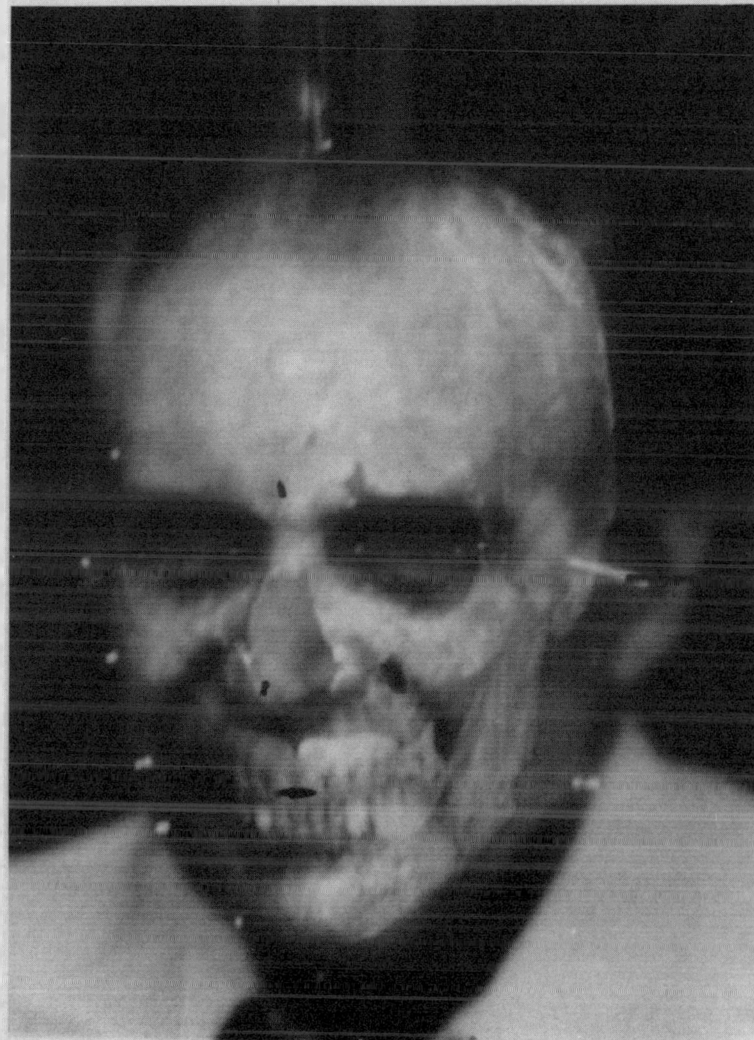

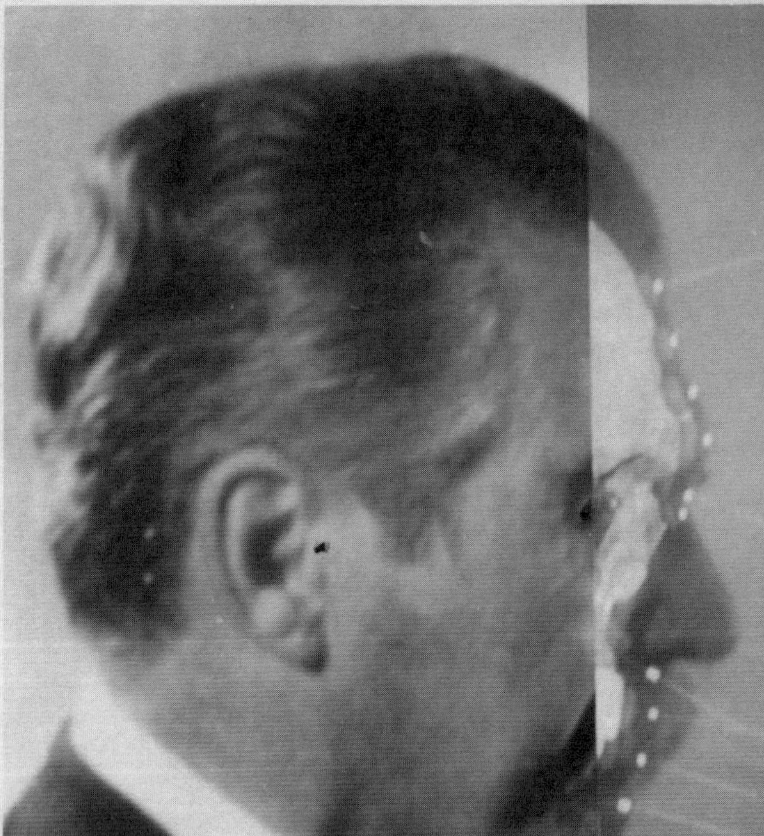

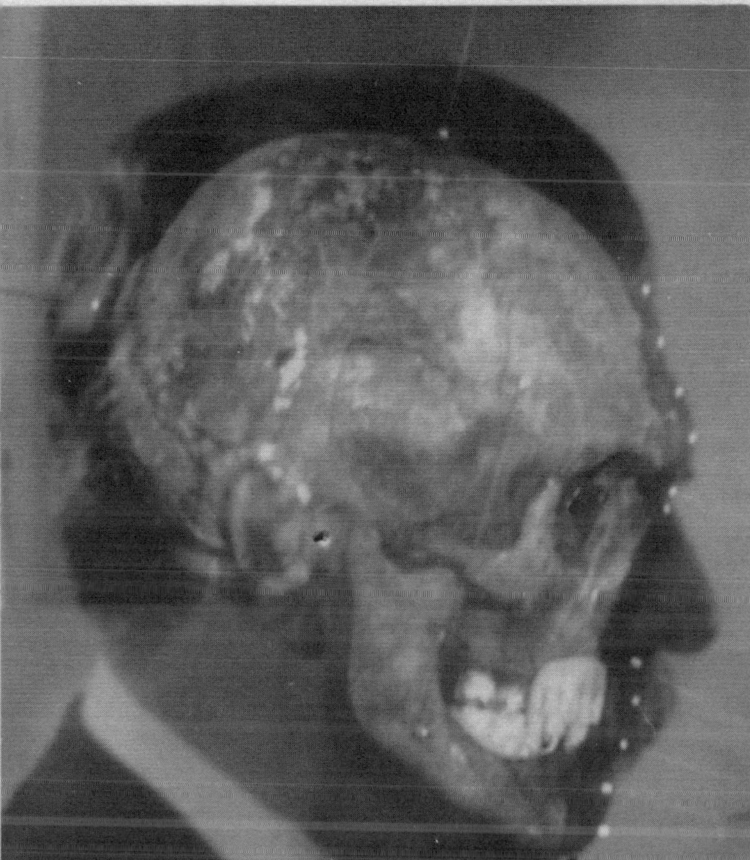

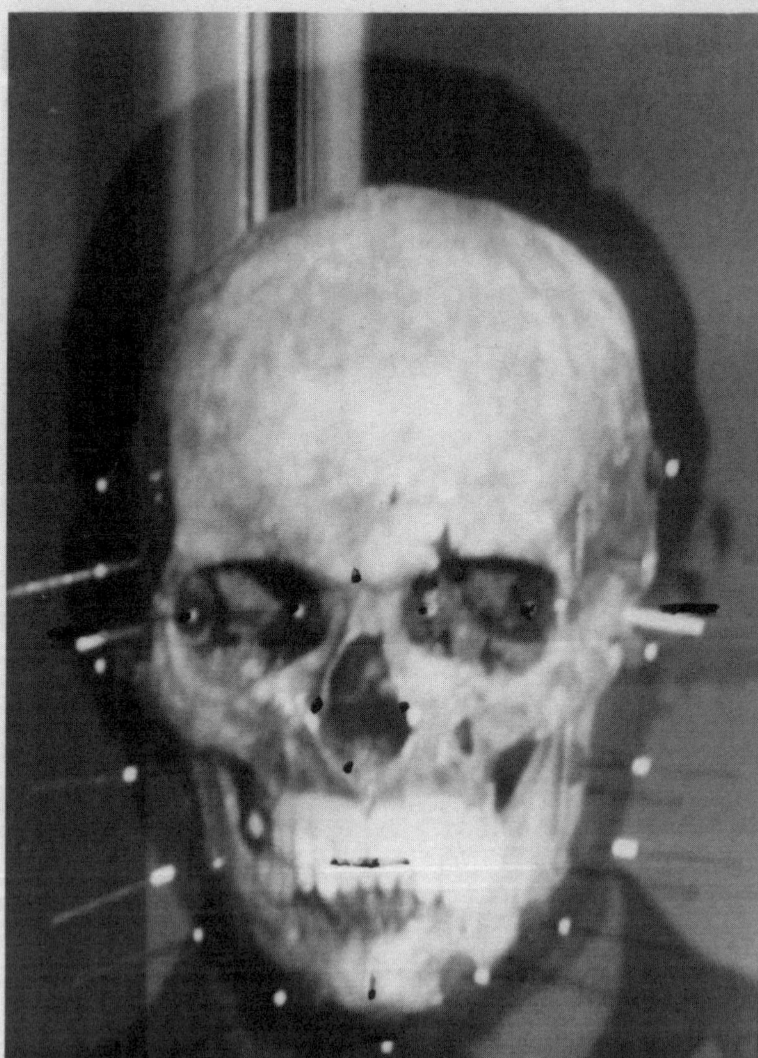

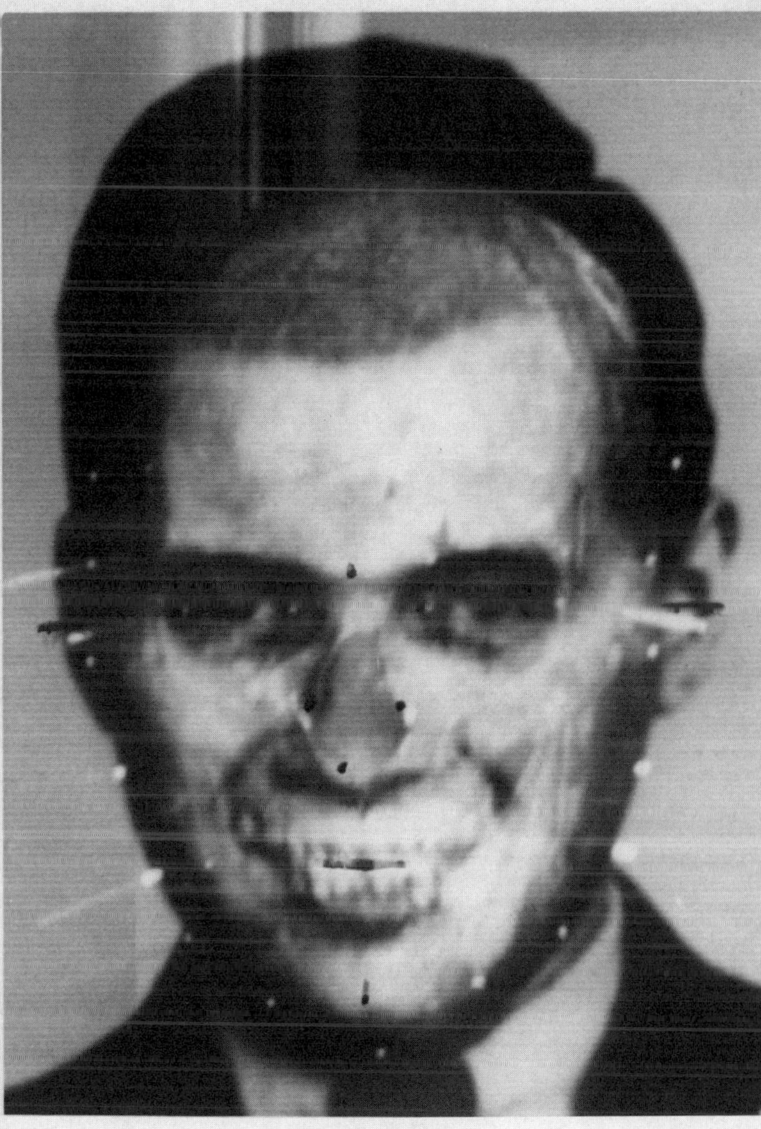

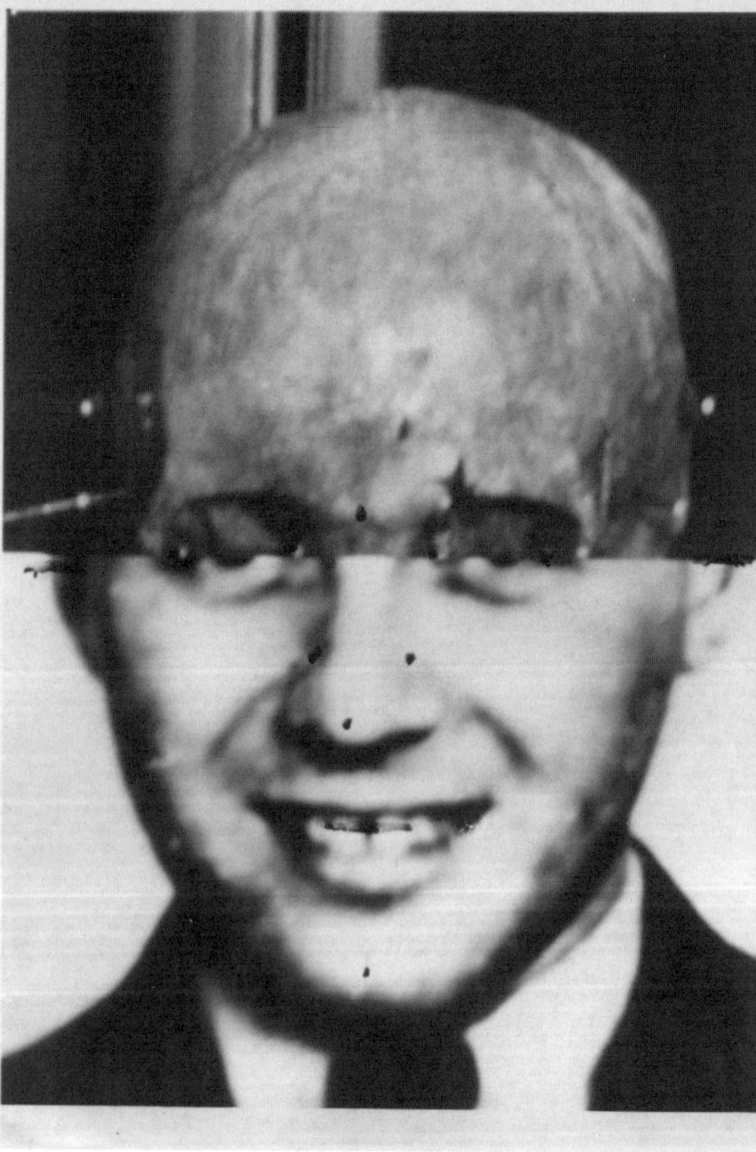

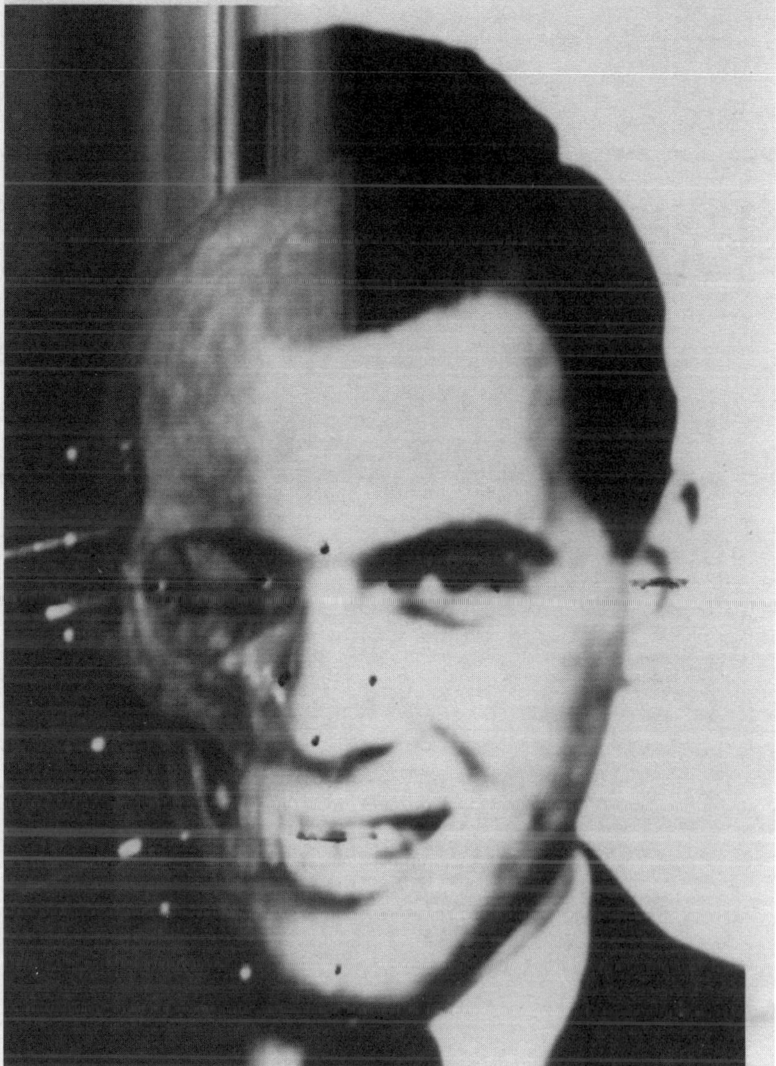

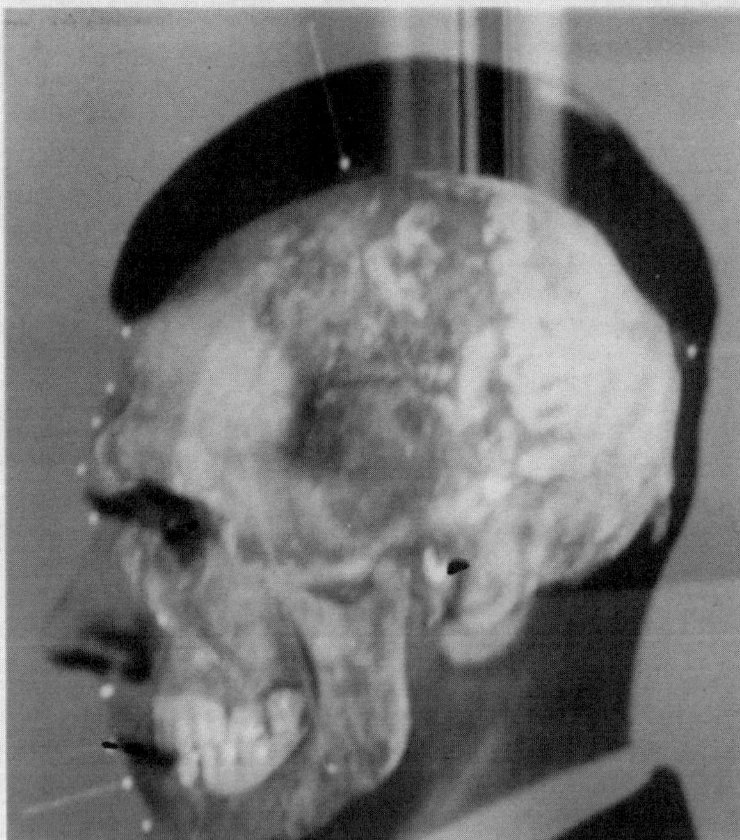

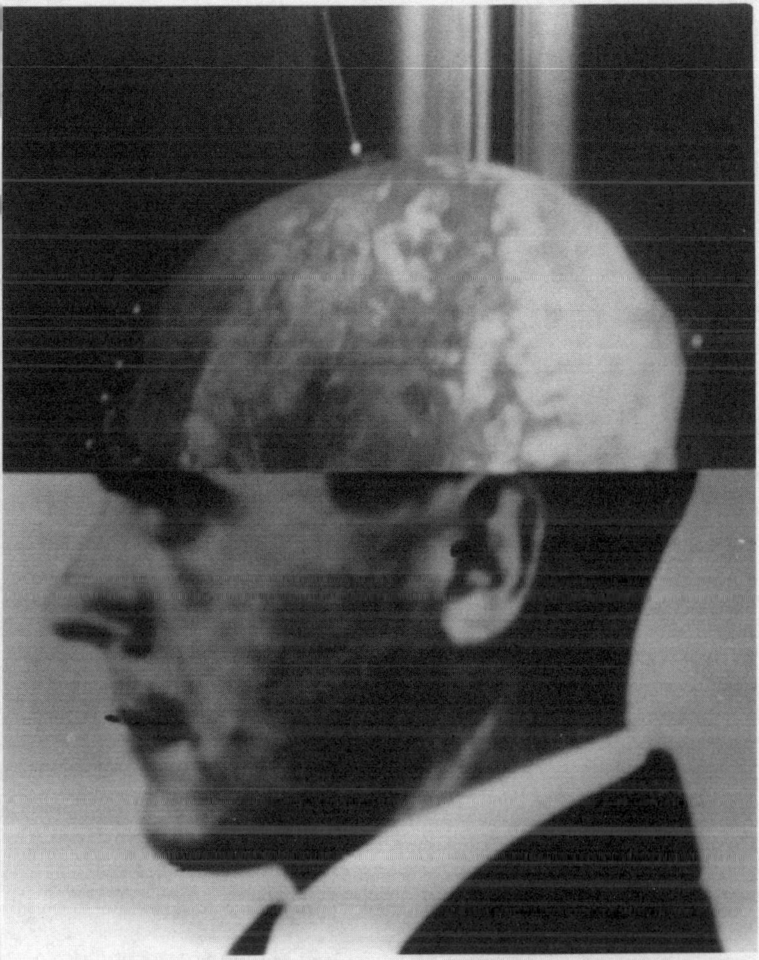

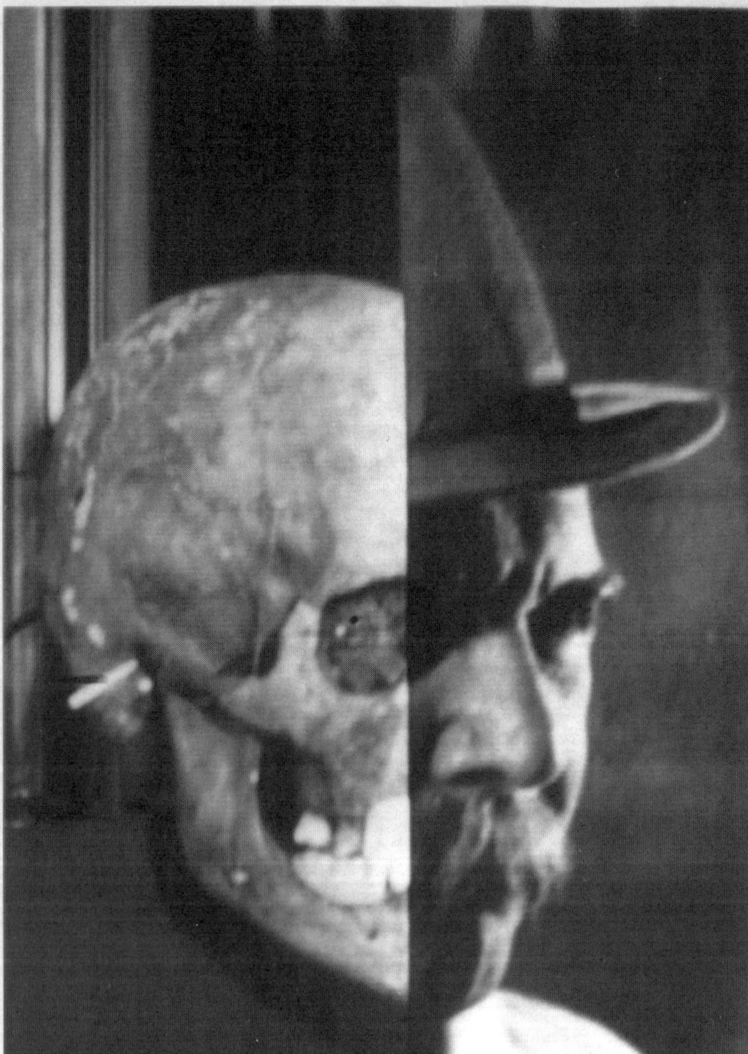

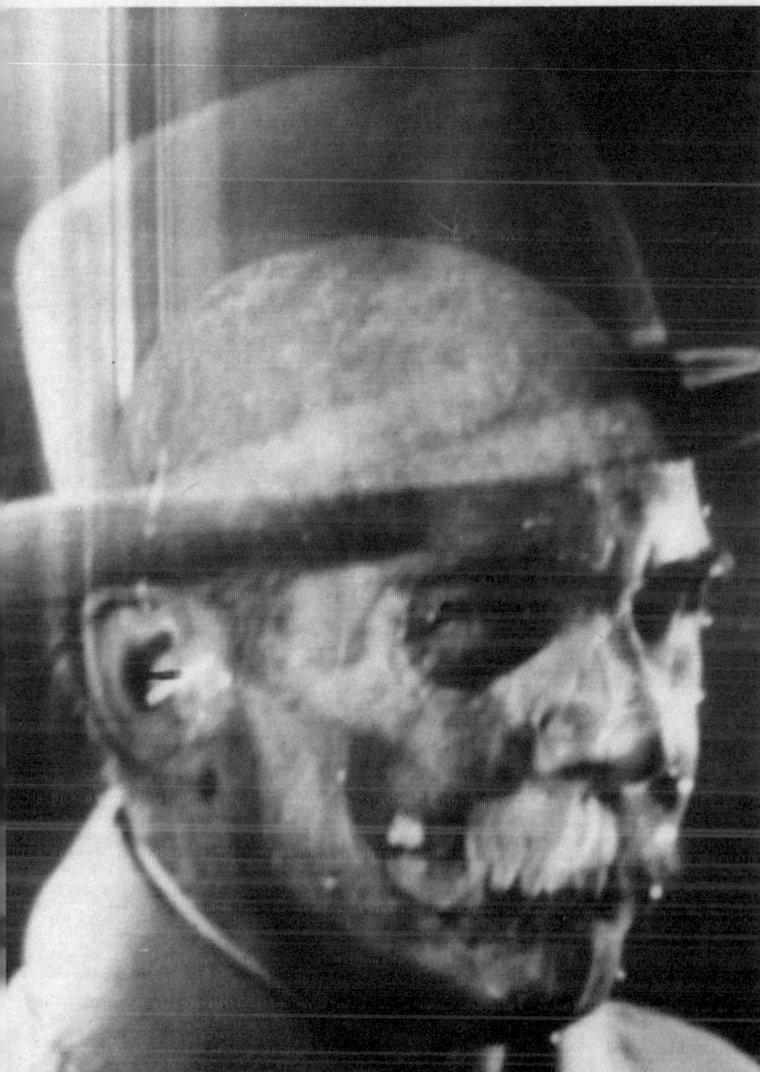

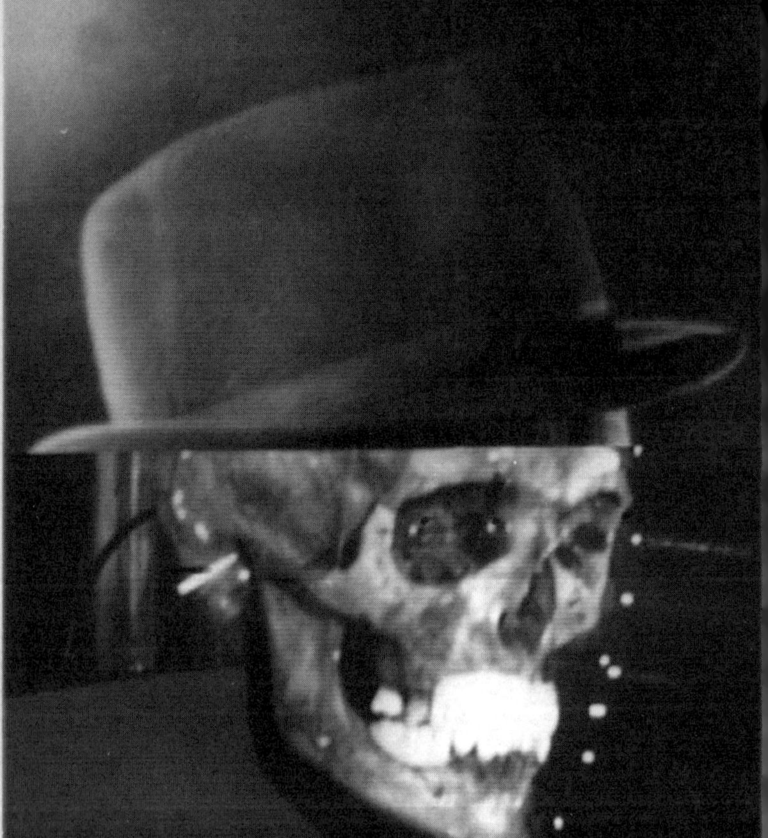

Am folgenden Tag verkündeten die Wissenschaftler auf einer Pressekonferenz ihre Schlussfolgerungen – »Wir sind zur Auffassung gelangt, dass es sich bei diesem Skelett um das von Josef Mengele handelt.« – und zeigten Fotos von den Untersuchungen, darunter auch Helmers Bildmischung.[58] Ralph Blumental berichtete für die *New York Times* von dieser »tumultartigen Pressekonferenz am Sitz der Bundespolizei«, bei der

> »die internationalen Fachleute verschiedene Belege für ihren Befund anführten. Ausschlaggebend war nach Meinung vieler ein innovativer westdeutscher Abgleich von Bildern des exhumierten Schädels mit bekannten Fotos von Dr. Mengele aus seiner SS-Akte von 1938 auf einem Videobildschirm. ›Das war äußerst überzeugend‹, erklärte Ellis Kerley, Anthropologe [und Angehöriger des amerikanischen Wissenschaftlerteams] aus Maryland. ›Wir konnten auf dem Bildschirm mitverfolgen, wie die obere Hälfte des Porträtfotos durch den Schädel ersetzt wurde und wie genau dessen Konturen mit dem Gesicht übereinstimmten. Alles passte aufeinander‹.«[59]

58 Joyce und Stover, *Witnesses from the Grave*, a.a.O., S. 200.

59 Ralph Blumenthal, »Scientists Decide Brazil Skeleton Is Josef Mengele«, *New York Times,* 22. Juni 1985, S. A1.

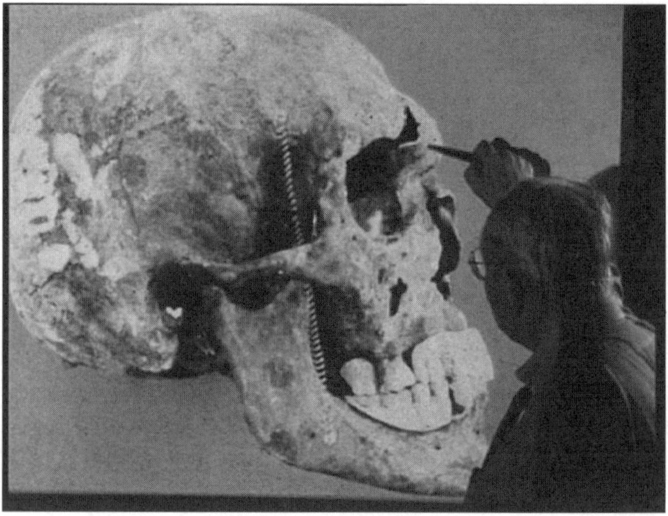

Oben und rechte Seite: Clyde Snow zeigt 1995 bei einem Vortrag in Oklahoma Videobilder von Helmers Probelauf der Gesichts-Schädel-Bildmischung und beschreibt anhand eines Dias von Josef Mengeles Schädel auffällige Identifikationsmerkmale. Standbild aus dem Film *Josef Mengele: The Final Account* (1998), Regie: Dan Setton.

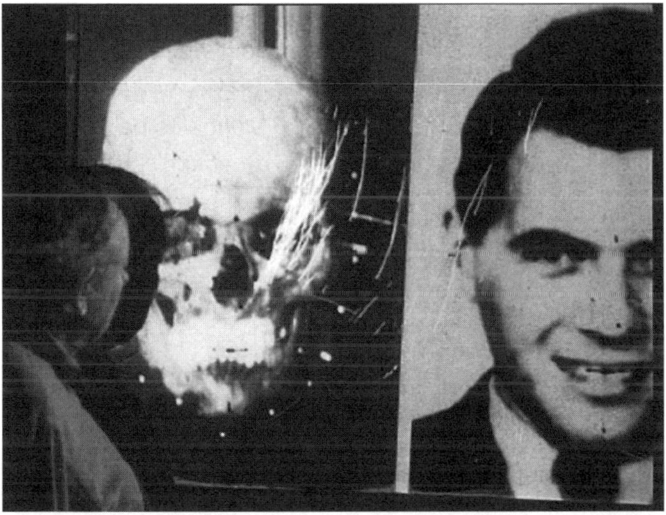

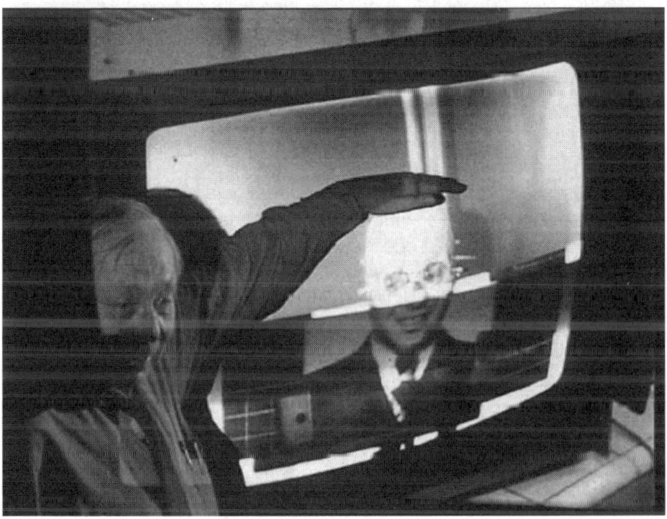

Die Pressekonferenz vermittelte darüber hinaus grundlegende Einsichten über den Stellenwert wissenschaftlicher Beweise und Wahrheiten. Auf die Frage, wie sicher man sei, dass es sich um den Schädel Mengeles handelte, erklärte Lowell Levine als Leiter des amerikanischen Teams entschieden: »Mit vertretbarer wissenschaftlicher Gewissheit«. Im selben Augenblick, schreiben Joyce und Stover, »wurde ihm die Uneindeutigkeit seiner Formulierung klar, und er bekräftigte: ›Das bedeutet einen sehr, sehr, sehr hohen Grad von Wahrscheinlichkeit. Wissenschaftler sagen nie, dass etwas hundertprozentig sicher ist‹.«[60]

---

[60] Joyce und Stover, *Witnesses from the Grave*, a.a.O., S. 202. Levine verwandte in der am selben Abend ausgestrahlten Sendung »The 40 Year Search to Find the Nazi Criminal Josef Mengele is Over«, *ABC World News Tonight,* 21. Juni 1985, eine weitere probabilistische, zugespitzte Metapher: »Die Chance, dass noch eine zweite Person irgendwo auf der Erde dieselben von uns untersuchten Merkmale aufweist, ist astronomisch gering. Tatsächlich hat es diese Person sehr wahrscheinlich nie gegeben.« Doch nicht alle waren überzeugt. Zur Geschichte der Eva Kor, »der lautesten Zweiflerin«, siehe John Conroy, »On the Trail of Josef Mengele«, *Chicago Reader*, 25. Nov. 1993. Pico Iyer beschließt seine Schilderung des »Mengele Mystery« im *Time Magazine* mit den Worten: »Nur wenige waren bereit, für immer den Sargdeckel auf den Fall des Todesengels zu legen. ›Wenn man sich ausmalt, wie Mengele selbst seinen eigenen Tod inszeniert‹, meinte der westdeutsche Mengele-Jäger Katz, ›dann würde er es genauso machen. Ich stelle ihn mir vor, wie er da als einsamer Wolf in seiner Höhle sitzt und die Welt verhöhnt, weil sie ihm auf den Leim gegangen ist‹. Wie abwegig der Einwand auch sein mag, so ist er doch nicht ganz von der Hand zu weisen. Auch eine eindeutige Identifizierung der Gebeine von Embu und ein kategorischer Beweis für Mengeles Anwesenheit in Brasilien könnte nicht sämtliche Ungewissheiten beseitigen. Ebensowenig konnte die Beisetzung der Leiche die Erinnerung an die Tode, die Mengele verursacht hat, und an das Böse, das er verkörpert, aus der Welt schaffen.«

♦♦♦

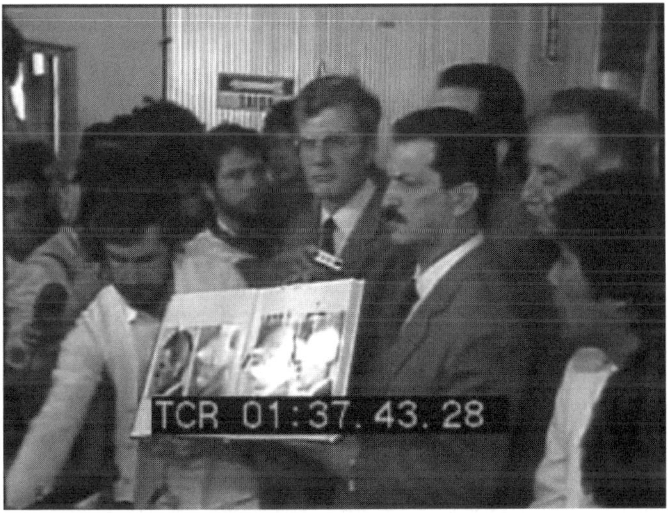


Daniel Romero Muñoz, Richard Helmer und Romeu Tuma (von links nach rechts) zeigen Journalisten Fotoabzüge der Gesichts-Schädel-Bildmischung, São Paulo, Brasilien, 21. Juni 1985. Standbild. Abb. mit freundlicher Genehmigung von ABC News VideoSource.

Bei der Untersuchung des Falls Mengele wurden verschiedene Verfahren zur Identifikation menschlicher Überreste fachlich erprobt und öffentlich präsentiert, die später in der Aufklärung von Kriegsverbrechen und Menschenrechtsverletzungen eine wichtige Rolle spielen sollten. Snow gesteht den Beteiligten am Fall Mengele zu, dass sie mit dessen Lösung nichts weniger als das endgültige Auskristallisieren der forensischen Identifikationsmethodik bewerkstelligt haben. In diesem Fall sei »eine bestimmte Analysemethode entwickelt« worden, die »Verfahrensnormen für einen großen Teil der Arbeit setzte, die wir seither bei der umfangreichen Aufklärung von Kriegsverbrechen und Verbrechen gegen die Menschlichkeit geleistet haben.«[61]

Für Eric Stover besteht die Bedeutung dieser Untersuchung vor allem in der Aufmerksamkeit, die Spezialisten der Forensik damit erlangten. In einem persönlichen Gespräch rief er in Erinnerung, wie viel in dieser Untersuchung auf dem Spiel stand und welch enormen öffentlichem Interesse sie ausgesetzt war. Sie katapultierte forensische Anthropologen, deren Arbeit bis dahin kaum jemandem ein Begriff war, ins grelle Licht der internationalen Medien. »Diese Ermittlung war ihr Ticket zum Weltruhm. Sie wurden auf Schritt und Tritt von Kameras begleitet, die sie bis ins Labor verfolgten.«[62] Mit dem Fall Mengele erschlossen sich die Forensiker eine sehr viel größere Öffentlichkeit und mussten sich in ihrem neuen Wirkungsfeld schon bald auch mit sehr viel mehr Skeletten und anderen menschlichen Überresten auseinandersetzen. Ihr Einflussbereich beschränkte sich von da an nicht mehr auf Labore, Gerichte und Pressekonferenzen, sondern dehnte sich auf komplexe Weise auch auf die gesamte populäre Kultur aus.[63]

---

61 Weizman, »Osteobiography«, a.a.O., S. 65.

62 Eric Stover im Gespräch mit den Autoren, 25. Juni 2011.

63 Vgl. Jeffrey Toobin, »The CSI Effect: The Truth About Forensic Science«, *New Yorker,* 7. Mai 2007, S. 30-35; Simon A. Cole und Rachel

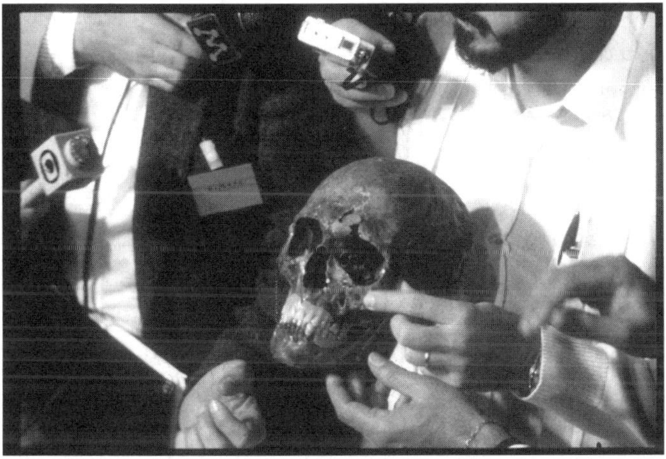

Der brasilianische Forensiker Daniel Romero Muñoz mit dem rekonstruierten Schädel Josef Mengeles bei einer Pressekonferenz in São Paulo, Brasilien, 21. Juni 1985. Foto: Robert Nickelsberg/Liaison.

Als Snow nach Brasilien geholt wurde, hatte er eben erst mit einigen jungen Anthropologen in Argentinien zu arbeiten begonnen. Sie gründeten später das Equipo Argentino de Antropología Forense (EAAF), die weltweit erste Gruppe von Fachleuten zur Exhumierung der Opfer von Kriegsverbrechen.[64] Das argentinische Militärregime war infolge

Dioso-Villa, »Investigating the ›CSI Effect‹: Media and Litigation Crisis in Criminal Law«, *Stanford Law Review*, Nr. 61 (April 2009), S. 1335; außerdem Renata Saleci, »Perversion and Forensic Science: Fraudulent Testimonies«, *Social Research*, Jg. 78, Nr. 3 (Herbst 2011), S. 887-906.

64 Zu Snows vorangegangener Mission in Argentinien siehe Clyde C.

des verlorenen Falkland-Krieges zusammengebrochen, und die Wissenschaft stand hier ganz am Anfang ihrer Untersuchung der Überreste von verschwundenen Opfern der Diktatur. Wie Snow erzählt, hatte er in Buenos Aires noch nicht einmal seine Koffer ausgepackt, als er nach São Paulo berufen wurde.[65] Von dort kehrte er alsbald mit Verstärkung nach Buenos Aires zurück. »Ich brachte Dr. Fitzpatrick, Eric Stover und noch einige andere Kollegen, mit denen ich am Fall Mengele gearbeitet hatte, mit nach Argentinien. Wir hielten Lehrveranstaltungen für die Studierenden ab [...] und entwickelten einen stimmigen Ansatz, der ausgehend von der Archäologie das gesamte Spektrum der forensischen Wissenschaften abdeckte.«[66]

Wenig später begann die argentinische Gruppe mit ersten umfangreichen und systematischen Exhumierungen zur Aufarbeitung von Kriegsverbrechen. Sie legten in den Prozessen gegen die Juntaführung wichtige Beweise

---

Snow u. a., »The Investigation of the Human Remains of the ›Disappeared‹ in Argentina« *American Journal of Forensic Medicine and Pathology*, Jg. 5, Nr. 4 (Dezember 1984), S. 297ff. »Unsere Schlussfolgerung lautet, dass selbst die Identifizierung und Bestimmung der Todesursache von nur wenigen ›Verschollenen‹ den Gerichten objektive und wissenschaftlich gesicherte Beweise an die Hand geben würde, wie sie für die Verurteilung der Verantwortlichen an diesen Todesfälle zwingend erforderlich sind.« (S. 298). Siehe auch »History of EAAF«, www.eaaf.org/founding_of_eaaf/ und Christina Bellelli und Jeffrey Tobin, »Archeology of the Desaparecidos«, *SAA Bulletin*, Jg. 14, Nr. 2 (März/April 1996).

65 Vgl. Joyce und Stover, *Witnesses from the Ground*, S. 60.

66 Weizman, »Osteobiography«, a.a.O., S. 72.

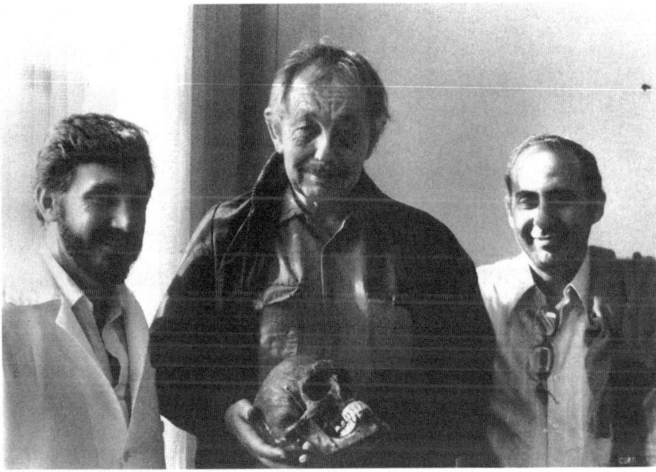

Clyde Snow (Mitte), Daniel Romero Muñoz (links) und ein brasilianischer Mitarbeiter des Instituto Médico-Legal mit dem Schädel von Josef Mengele. São Paulo, Brasilien, Juni 1985. Foto: Eric Stover.

vor und entwickelten wegweisende neue Methoden in der forensischen Anthropologie. Snow selbst wurde mit seiner Aussage in der ersten ernsthaften juristischen Aufarbeitung der argentinischen Diktatur berühmt, als er im Musterprozess der verschollenen Liliana Pereyra vor Gericht aussagte. Wie das Magazin *People* schreibt: »Am Beginn des fünfmonatigen Verfahrens gegen neun Angehörige der Junta, von denen am Ende fünf verurteilt wurden, [...] wurde Snow von der Anklage als Sachverständiger zur Schilderung des Falls aufgerufen. Seine Aussage war von entscheidender Bedeutung, da die sechs Richter eine Verurteilung wegen Mordes von vornherein ausgeschlossen hatten, solange die Leichen der Opfer nicht gefunden und identifiziert waren.«[67]

In den Folgejahren brachten EAAF-Mitarbeiter ihre Expertise auch auf anderen Schlachtfeldern des Kalten Krieges ein, insbesondere in Guatemala und Chile, später auch in Ruanda und im ehemaligen Jugoslawien. 1997 halfen sie kubanischen und bolivianischen Wissenschaftlern bei der Bergung und Identifizierung des dreißig Jahre zuvor gefangenen, hingerichteten und in einem anonymen Massengrab verscharrten Ernesto »Che« Guevara. Dabei nutzten sie unter anderem eine computergestützte Form der Gesichts-Schädel-Bildmischung.[68] Die Ausgräber – unter ihnen Archäologen, Anthropologen, Pathologen, Radiologen, Zahnspezialisten, Biodaten-Spezialisten, Genetiker und Statistiker aller Arten – arbeiteten hier und anderswo in internationalen Teams, die von NGOs zusammengestellt oder von den Vereinten Nationen oder internationa-

---

[67] Michelle Green, »Dr. Clyde Snow Helps Victims of Argentina's ›Dirty War‹ Bear Witness from Beyond the Grave«, *People*, 26, Nr. 3, 8. Dezember 1986. Die Geschichte des berühmten Fotos von Snow bei seiner Aussage mit einer Projektion des Schädels von Liliana Pereyra an der Wand vor den Richtern erzählt der Fotograf Daniel Muzio in »La historia íntima de la foto más famosa«, *Clarín*, 8. Dezember 2010, www.clarin.com/juicio-a-las-juntas/Muzio-foto_0_386361584.html.

[68] Vgl. Joshua Hammer, »Bones or Not, Vallegrande's a Must Stop on the ›Che Route‹«, *Newsweek*, 21. Juli 1997, S. 20; Equipo Argentino de Anthropología Forense (EAAF), »Bolivia: The Search For and Discovery of the Remains of Ernesto ›Che‹ Guevara and Other Guerillas in Vallegrande, Bolivia, 1995-97«, *Biannual Report*, S. 31-41.

len Gerichten finanziert wurden. Sie bargen Skelette und sammelten in Massengräbern eine Fülle von Informationen, anhand derer sich die Einzelheiten von Kriegsverbrechen rekonstruieren ließen. Wo immer Uneinigkeit über die Tatsachen eines Kriegsverbrechens bestand, waren Gräber nun nicht mehr nur Erinnerungsorte, sondern auch Quellen der Erkenntnis.[69]

-33-

widersprechender Untersuchungsbefund erhoben werden.
Als Endergebnis aller durchgeführten Untersuchungen, insbesondere des elektronishen Bildvergleiches, kann mit dem höchsten Grad wissenschaftlich formulierbarer Wahrscheinlichkeit gesagt werden, daß es sich bei den am 6.6.1985 in Embu durch Ausgrabung sichergestellten Skeletteilen um Überreste der Leiche des Josef M e n g e l e handelt.

(Privatdozent Dr.med.habil. Richard H e l m e r )

---

[69] Obwohl weiterhin und immer häufiger Massengräber in aller Welt exhumiert und Gebeine Gerichten vorgelegt oder Angehörigen übergeben werden, wurde das »osteobiografische« Verfahren zur Identifikation unbekannter Leichen inzwischen weitgehend durch die DNA-Analyse ersetzt.

(vorhergehende Seite) Letzte Seite von Richard Helmers Bericht »In dem Ermittlungsverfahren gegen den ehemaligen Lagerarzt des Konzentrationslagers Auschwitz Josef Mengele, geb. am 16.3.1911, wegen vielfachen Mordes«, Kiel, 5. Juli 1985. Abb. mit freundlicher Genehmigung von Maja Helmer.

♦♦♦

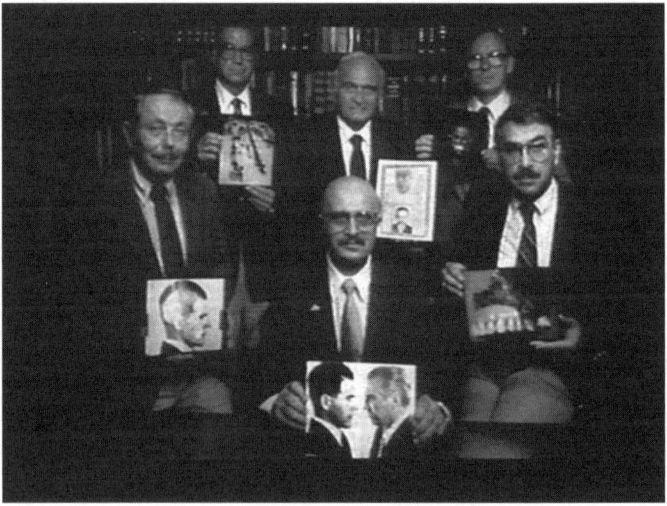

Von links nach rechts: Lowell J. Levine, John J. Fitzpatrick, Ali Hameli (vorne), Leslie Lukash, Ellis R. Kerley und Clyde Snow mit Beweismitteln im Fall Mengele, São Paulo, Brasilien, Juni 1985. Standbild aus dem Film *Josef Mengele: The Final Account* (1998), Regie: Dan Setton.

Die Herausbildung eines forensischen Diskurses bei der Erforschung von Kriegsverbrechen – in Abkehr von der traditionellen polizeilichen Ermittlungsarbeit, bei der nach Indizien gesucht und physische Spuren der Handlungen von Verdächtigen interpretiert werden – vollzog sich zeitgleich auf mehreren benachbarten Gebieten. Seither bilden die Knochen und das Fleisch von Opfern wie von Kriminellen eine epistemologische Matrix, auf die sich Diskurse in den Humanwissenschaften, in der Rechtspflege und sogar in der Unterhaltungsindustrie zunehmend beziehen.[70]

In den 1980er Jahren erforderte die Art und Weise der Menschenrechtsverletzungen – gewaltsames Verschwindenlassen, Folter und Mord – einen wissenschaftlichen Nachweis der Identität von Opfern, den man im Rahmen von Gerichtsverhandlungen und Aufklärungsmissionen er-

---

70 Sofern sich an Fernsehen und Erzählliteratur kulturelle Entwicklungen ablesen lassen, ist es symptomatisch, dass von der Serie *CSI – Crime Scene Investigation: Miami* bis hin zu den Romanen einer Patricia Cornwell oder der ehemaligen gerichtsmedizinischen Sachverständigen Kathy Reichs der Typ des Wissenschaftler-Kommissars allmählich den noch bis in die 1980er- und -90er Jahre beliebten Kommissar als Psychologen / Psychoanalytiker ersetzt hat. Deutlich wird diese Veränderung in der Populärkultur am Beispiel der Person des Schauspieler William Peterson. Er wurde in der Rolle des FBI Agenten Will Graham im Film *Manhunter* von Michael Mann berühmt. In dieser ersten Verfilmung eines *Hannibal Lector* Romans von Thomas Harris spielte er den Grenzfall eines Kommissars als Psychologen, der von seiner Fähigkeit zur Einfühlung in das Hirn eines Mörders in den Wahnsinn getrieben wird. Petersons zweite Kommissar-Rolle war die des Dr. Gil Grissom, der Hauptfigur in der ersten *CSI* Serie (ab 2000). Hier spielte er einen autistischen Borderliner und Wissenschaftsfreak, der mit Dingen gut umgehen kann, mit Menschen jedoch kaum.

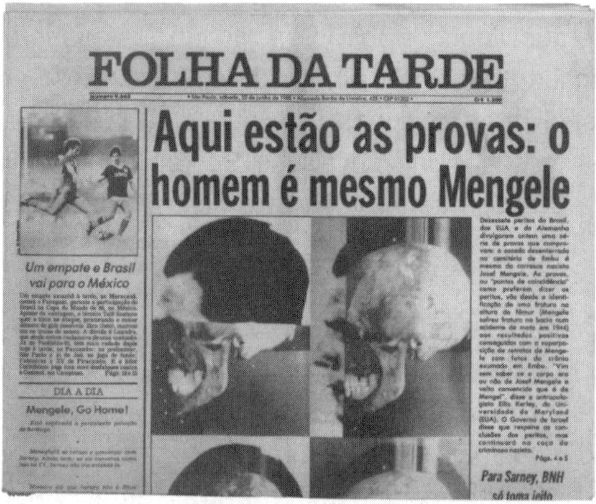
FOLHA DA TARDE

# Aqui estão as provas: o homem é mesmo Mengele

*Um empate e Brasil vai para o México*

DIA A DIA

Mengele, Go Home!

*Para Sarney, BNH só toma jeito*

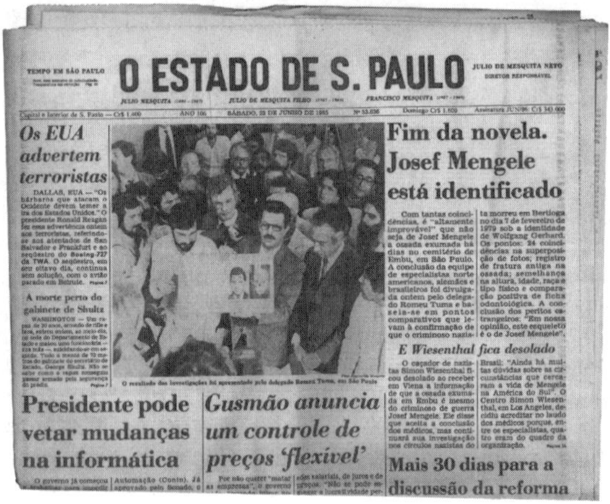
O ESTADO DE S. PAULO

*Os EUA advertem terroristas*

A morte perto do gabinete de Shultz

# Fim da novela. Josef Mengele está identificado

*E Wiesenthal fica desolado*

Presidente pode vetar mudanças na informática

*Gusmão anuncia um controle de preços 'flexível'*

Mais 30 dias para a discussão da reforma

Titelseiten brasilianischer Tageszeitungen verkünden das Ergebnis der forensischen Untersuchung im Fall Mengele, illustriert mit Fotos von Helmers Gesichts-Schädel-Bildmischung, 22. Juni 1985. Abb. mit freundlicher Genehmigung von Maja Helmer.

bringen konnte. Ein Jahrzehnt später stützten sich zunächst die beiden aufeinander folgenden, internationalen ad hoc-Strafgerichte für das ehemalige Jugoslawien (1993) und Ruanda (1994) und anschließend auch der ständige Internationale Strafgerichtshof (1998) in Den Haag auf *corpora delicti*, um Zeugenbefragungen zu Genoziden um materielle Beweise zu ergänzen.

Die heutige Forensik der Kriegsverbrechen begann in Brasilien mit einem flüchtigen Täter und mit verschwundenen Opfern in Argentinien. In einer ebenso merkwürdigen wie offenkundigen Übereinstimmung gestalteten sich die Aufklärung des Falls Mengele und die Suche nach den Verschwundenen der Diktatur strukturell sehr ähnlich. Wie erwähnt war auch Mengele, wenngleich aus ganz anderen Gründen, ein Verschwundener. Dieser Parallele im Herangehen war es geschuldet, dass sich die für den Fall Mengele entwickelten Verfahren auch auf die »Desaparecidos« sehr gut anwenden ließen. Für Forensiker, die Gebeine identifizieren, ist der Unterschied zwischen einem Täter und einem Opfer immateriell im doppelten Sinn dieses Wortes. Der Schädel des Täters besteht wie der seines Opfers, das aus einem namenlosen argentinischen Massengrab geborgen wurde, nur aus Knochengewebe. Als Ermittler sucht der Forensiker in beiden Fällen dieselbe Antwort, nämlich die Identität. Beginnend mit der Exhumierung Mengeles war die Kategorie der »Verschollenen« eine, die sich nicht mehr nur mit den ethischen Kategorien von Opfer und Täter erfassen ließ.

Solange Opfer verschollen bleiben und sich keine Zeugen melden, kommt keine Zeugenaussage im üblichen Sinn des Wortes zustande. Daraus bezog die bildhafte Sprache Clyde Snows ihre Kraft, etwa als er dem Journalisten der Zeitschrift *People* von seiner Arbeit in Argentinien berichtete: »Diese Menschen wurden ermordet. Ihre Gebeine sind ihre einzigen Zeugen. Und nur wir können dafür sorgen, dass sie gehört werden.«[71] Wo der Überlebende als Zeuge fehlt, tritt eine andere Art von Beweis an seine Stelle. Wenn im zeitgenössischen Diskurs das Lager als Paradigma des – möglichen oder unmöglichen – Zeugnisses gilt (nicht nur im Werk Felmans, sondern etwa auch in Lanzmanns *Shoah* oder wenn etwa Giorgio Agamben in *Homo Sacer* behauptet, das Lager sei der »Nomos der Moderne«), dann ist das Massengrab, nach Adam Rosenblatt, der paradigmatische Ort der Forensik.[72] Dem anderen Ort entspricht ein Wechsel der Protagonisten: vom überlebenden, aber traumatisierten Opfer als Zeugen zur verschollenen Person, deren Status als tote oder lebendige noch unklar ist und von der Wissenschaft erst festgelegt werden muss.[73]

---

[71] Green, »Dr. Clyde Snow«, a.a.O.

[72] Vgl. Adam Rosenblatt, »International Forensic Investigations and the Human Rights of the Dead«, *Human Rights Quarterly*, Jg. 32, Nr. 4 (November 2010), S. 921-950.

[73] Gräber aus dem Zweiten Weltkrieg wurden nicht geöffnet und gelten bis heute trotz aller neuen forensischen Verfahren im Wesentlichen nicht als mögliche Fundgruben für Informationen. Niemand bewahrt sie und niemand versucht sich daran. Stattdessen werden sie als

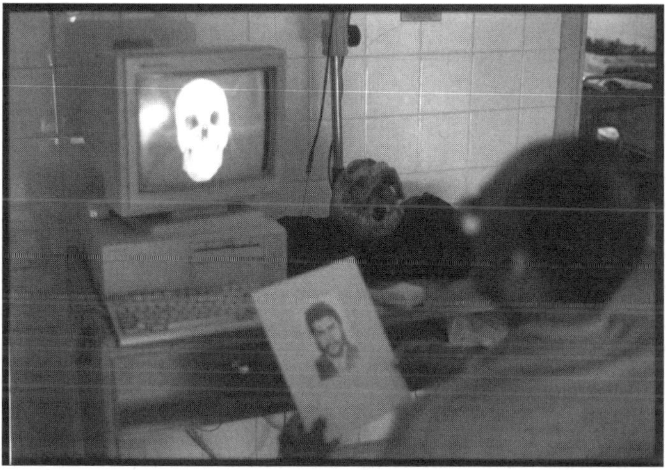

Die Identifikation der Überreste von Ernesto »Che« Guevara gelang durch einen Vergleich seiner Körpermaße und körperlichen Merkmale, insbesondere seines Zahnprofils, sowie mithilfe der Gesichts-Schädel-Bildmischung. Exhumierung und Analyse erfolgten im Juni und Juli 1997 in Bolivien durch argentinische Forensiker des Equipo Argentino de Antropología Forense in Zusammenarbeit mit kubanischen und bolivianischen Wissenschaftlern. Foto: Patricia Bernardi/A. Incháurregui, EAAF.

---

Stätten nationalen oder religiösen Gedenkens gepflegt. Thomas Laqueur hat jedoch auf eine bemerkenswerte Ausnahme hingewiesen: 1943, während des Krieges, exhumierte eine von den Deutschen gebildete Arbeitsgruppe mit Fachleuten aus einem Dutzend besetzter Staaten die Gräber des polnischen Offizierskorps im Wald bei Katyn. Diese Untersuchung eines Kriegsverbrechens diente jedoch als Propagandainstrument und war von sehr viel größeren Massakern rundherum begleitet. Vgl. Thomas W. Laqueur, »Mourning, Pity, and the Work of Narrative«, in: Richard Ashby Wilson und Richard D. Brown (Hg.), *Humanitarianism and Suffering*, Cambridge 2009, S. 54.

Nach geltendem Völker- und Menschenrecht handelt es sich um gewaltsames Verschwinden, wenn jemand von einem Staat oder seinen Organen entführt oder festgehalten wird und »diese anschließend die Freiheitsberaubung nicht anerkennen oder Schicksal und Aufenthaltsort der verschwundenen Person verheimlichen, so dass diese Person nicht länger dem Schutz des Rechts untersteht.«[74] Solche Methoden praktizierten die Diktaturen und Militärführungen, die in den Jahrzehnten des Kalten Krieges große Teile Südamerikas regierten. Als Verbrechen gegen die Menschlichkeit unterliegt gewaltsames Verschwinden heute keiner Verjährung mehr.[75] Der chilenische Richter Juan Salvador Guzmán Tapia prägte im Zuge des gerichtlichen Vorgehens gegen den früheren Diktator Augusto Pinochet in den 1990er Jahren den Begriff der »andauernden Entführung«, demzufolge das Verschwindenlassen eines Menschen als fortlaufendes, jeden Tag von Neuem

---

74 Das »Internationale Übereinkommen zum Schutz aller Personen vor dem Verschwindenlassen« der Vereinten Nationen vom 20. Dezember 2006 (www.un.org/depts/german/uebereinkommen/ar61177-oebgbl.pdf) trat am 23. Dezember 2010 in Kraft. Die »Inter-American Convention on Forced Disappearances of Persons (www.oas.org/juridico/english/treaties/a-60.html) wurde am 9. Juni 1984 in Belem do Para, Brasilien angenommen. Vgl. Corinne Dufka, »Disappearances«, in: Roy Gutman u.a. (Hg.), Crimes of War 2.0, New York 2007, S. 165f.

75 Vgl. »No Impunity for Enforced Disappearances«, Amnesty International, London 2011, S. 24. Wenn Staaten Verjährungsfristen einführen, so dürfen diese, wie Amnesty International betont, »angesichts des fortdauernden Charakters des Verbrechens im Sinne des Interamerikanischen Übereinkommens erst einsetzen, nachdem das Schicksal oder der Verbleib des Opfers geklärt ist.«

begangenes Verbrechen gilt. Guzmáns juristische Neuerung sollte Amnestiegesetze aushebeln, nach denen innerhalb bestimmter Zeiträume oder während der gesamten Dauer des Militärregimes begangene Verbrechen nicht mehr verfolgt werden konnten. Straflosigkeit sollte damit wenigstens so lange verhindert werden, wie die Leichen nicht gefunden und identifiziert waren oder eine Entführung und Hinrichtung sich bis in die von der Amnestie abgedeckte Zeit zurückverfolgen ließ.[76]

Man brauchte nun Beweise oder wissenschaftlich gesicherte Identitätsfeststellungen, um eine Akte schließen zu können. Selbst eine Falsch- oder Nichtidentifikation ist nur möglich, wenn es Verfahren zur Identitätsfeststellung gibt. Erfolg oder Scheitern bei der Suche nach einer vermissten Person entscheiden über deren rechtlichen Status und damit über ihre rechtliche *Handlungsmacht*, indem sie entweder im Erfolgsfall zur Verurteilung des Angeklagten beitragen oder durch ihr Scheitern das Verfahren am Laufen halten. Nichtidentifikation bzw. das Scheitern der Suche nach einer Leiche verleiht der verschwundenen Person

[76] Vgl. Steve J. Stern, *Reckoning with Pinochet: The Memory Question in Democratic Chile, 1989–2006*, Durham 2010, S. 221 und S. 275-288. Im Jahr 2000 schlug Guzmán vor, Pinochet der Entführung von 75 Menschen anzuklagen, die offiziell »verschollen«, jedoch mit größter Wahrscheinlichkeit tot waren. Das chilenische Höchstgericht nahm eine solche Klage im August 2000 an und eröffnete am 1. Dezember 2000 ein Verfahren gegen Pinochet wegen der Entführungen. Ein ähnliches Vorgehen hat vor kurzem der spanische Richter Baltasar Garzón im Zusammenhang mit Verschwundenen aus der Zeit des Spanischen Bürgerkriegs angeregt.

den uneindeutigen Status eines wahrscheinlich toten, juristisch aber lebenden Menschen, und dies wiederum ermöglicht Ermittlern und Anklägern, das Verfahren offen zu halten. In diesem Sinn verfügt die verschollene Person über eine gespenstische Handlungsfähigkeit, eine Immaterialität, die nicht direkt anwesend ist, aber nichtsdestotrotz etwas bewirken kann und auch einfordert, dass man sich mit ihr auseinandersetzt. Wenn es zu Gerichtsverhandlungen kommt und Urteile gefällt werden müssen, sind selbstverständlich noch andere forensische Beweise erforderlich, um die Toten zu identifizieren. Das Wirken der verschollenen Person und die Arbeit der Forensik sind daher – in ihren Erfolgen und Grenzen – eng miteinander verflochten.

Das gespenstische Bild der Gesichts-Schädel-Bildmischung lässt die Person als lebendig und tot zugleich erscheinen. Es erfasst damit auch etwas Wesentliches an der Gestalt der verschwundenen Person, die in ihrer rechtlichen Bestimmung Leben und Tod vereint.

Folgeseite oben: Im Januar 1988 begann eine Forschergruppe des Equipo Argentino de Antropología Forense (EAAF) auf einem 12 x 24 Meter großen, an den Friedhof Avellaneda südlich von Buenos Aires angrenzenden Totenfeld mit der Exhumierung und Analyse von Gebeinen, die als »N.N.« (unbekannt) begraben worden waren. Dieses Stück Land nutzten die Sicherheitskräfte in den Jahren 1976 bis 1978, um sich der Leichen von Verschollenen zu entledigen. Foto: Stephen Ferry.

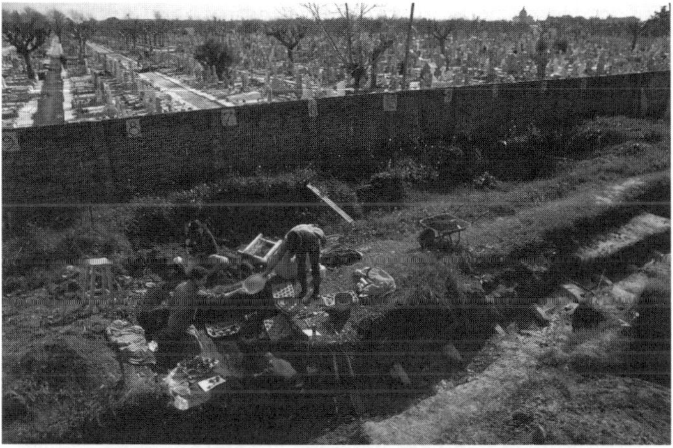

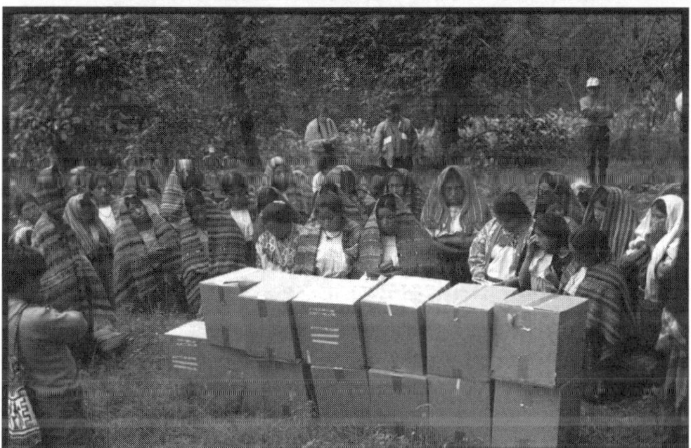

In der Region Quiché, Guatemala, versammeln sich Angehörige von Vermissten 1993 vor Kisten mit exhumierten menschlichen Überresten. In dieser Gegend war vor allem die indigene Bevölkerung Leidtragende der politisch motivierten Gewalt. Foto: Luis Fondebrider, EAAF.

Bei der Untersuchung von Kriegsverbrechen – ob im Kontext eines Gerichtsverfahrens, einer Aufklärungskampagne oder des öffentlichen Bemühens um eine wahrheitsgemäße Darstellung der Ereignisse – kommt es jedoch nicht auf den einzelnen Schädel an, wie sehr dieser auch Spuren der Gewalt tragen mag. Obwohl die einzelne Person und die Gerechtigkeit gegenüber der einzelnen Person im Zentrum des Menschenrechtsdiskurses stehen, muss man bei der Verfolgung von Verbrechen gegen die Menschlichkeit juristisch oder politisch darlegen, dass diese Verbrechen nicht auf diese oder jene Einzelperson zielten, sondern in großer Zahl und systematisch begangen wurden. Es gilt, Muster aufzuzeigen. Dafür braucht es viele Schädel und eine Rekonstruktion der Lücken des Geschehens zwischen den einzelnen Todesfällen. Gebeine sind für Ermittler eine Spur zu Projektilen, Projektile führen zu Schusswaffen, Waffen zu den Soldaten oder Polizisten, die abdrückten, und diese Scharfrichter zu den Offizieren oder Politikern, die den Befehl dazu gaben.[77] In deren Hintergrund stehen Ideologien, Interessen, Fantasien und Organisationen, von denen die Gewaltbereitschaft ursprünglich ausging. Forensik betrachtet also nicht das einzelne Objekt in Isolation, sondern die Assoziationskette, die sich daran knüpft und es mit Menschen, Techniken, Methoden

---

[77] Ein erstaunliches Beispiel dafür, welche Rolle »forensische Archivare« beim Verfolgen solcher Spuren spielen können, beschreibt Kate Doyle, »The Atrocity Files: Deciphering the Archives of Guatemala's Dirty War«, *Harper's Magazine*, Dezember 2007, S. 52-64.

und Ideen verbindet – das veränderliche Netzwerk zwischen Menschen und Dingen oder Menschen und Nichtmenschen, seien diese Dokumente, Bilder, Waffen, Schädel oder Ruinen.

♦ ♦ ♦

Das zunehmende Verschwimmen der Grenzen von Leben und Tod, Objekten und Subjekten, tritt im Diskurs der forensischen Anthropologie und verwandter Gebiete überall zutage. Man könnte den Unterschied zwischen einem Zeugen und einem Beweismittel zunächst darin vermuten, dass der Beweis einfach vorgelegt, der Zeuge dagegen befragt wird. Die Erfahrung der forensischen Anthropologie im Zusammenhang mit der Aufklärung von Kriegsverbrechen zeigt aber, dass sich diese klare Trennung nicht aufrechterhalten lässt.

Clyde Snow äußert sich geradezu begeistert über Gebeine. Er wirkt selbst wie eine Art Hamlet und wird nur selten fotografiert, ohne dass irgendwo im Bild ein Totenkopf zu sehen ist. Vor Gericht stellt er den Knochen manchmal Fragen, aber meist spricht er einfach an ihrer Stelle und »erzählt ihre Geschichten.«

Als guter Wissenschaftler kennt Snow mit Sicherheit den Unterschied zwischen Subjekten und Objekten. Dennoch scheut er sich nicht, Knochen zu personifizieren. »Gebeine sind gute Zeugen«, war ein Satz, der ihn berühmt machte. »Sie sprechen zwar leise, aber sie lügen und vergessen nie.«[78] Seine Prosopopöie greift jedoch weiter als die gewohnte Geste des Anthropomorphismus. Indem er leblose Dinge personifiziert, d. h. mit ihnen umgeht, als wären sie Menschen, macht Snow sie zugleich größer als Menschen. Denn immerhin vergessen Menschen, und sie lügen auch. Das Objekt, mit dem Snow sich auseinandersetzt, wird nicht einfach zum Subjekt, sondern zu noch etwas anderem: einer Art Über-Subjekt.

Ist es von einem Knochen nicht etwas viel verlangt, er solle erstens sprechen und zweitens – falls und wenn er es tut – nicht lügen? Snow unterscheidet in seinen Überlegungen zu Wahrheit und Aussage zwischen Subjekten, die etwas bezeugen, und Objekten, die er selbst, indem er sie vorführt, wie Über-Subjekte oder geisterhafte Objekte behandelt: Nur die Subjekte neigen zur Lüge. Bei einem Sachverständigen mit einer Botschaft wie Snow überrascht es nicht, dass er in solchen Bildern spricht. In *People* nennt er Forensiker gar die »Ombudsmänner des Todes. Wir sind Sachverständige, aber keine Anwälte.«[79] Als Sachverständiger macht er uns ein Angebot: Vertraut den Gebeinen – und mir, der sie für euch interpretiert. Die Lüge wird in den Bezirk der menschlichen Unzulänglichkeiten abgeschoben und die Wahrheit als etwas Selbstevidentes, im Objekt Fossilisiertes verstanden. Wenn diese Wahrheit »spricht«, sei es noch so leise, ist ihre Rede

---

[78] Joyce und Stover, *Witnesses from the Grave*, a.a.O., S. 144.

[79] Green, »Dr. Clyde Snow«, a.a.O.

nicht länger menschlich. Das Subjektivieren des Objekts verleiht diesem zugleich objektive Wahrhaftigkeit.

Um zu verstehen, wie und warum sich eine forensische Ästhetik durchsetzen konnte, empfiehlt es sich jedoch, sie grundsätzlich anders zu betrachten, nämlich als mühsame Wahrheitskonstruktion mittels einer Palette von Techniken, die uns das Forum an die Hand gibt, sowie unter Anwendung verschiedenster wissenschaftlicher, rhetorischer, darstellerischer und bildgebender Verfahren. Nur kraft entsprechender Gesten, Techniken und öffentlicher Vorführungen – seien sie poetisch, dramatisch oder erzählerisch – kann forensische Ästhetik Dinge in der Welt erscheinen lassen. Die Foren, in denen die Auseinandersetzung über Fakten stattfindet, sind zugleich Verfahren der Überzeugung, Darstellung und Machtausübung – also nicht der *Wahrheit als solcher*, sondern der *Konstruktion von Wahrheit*.

♦ ♦ ♦

In seinem Buch über den *Ursprung des deutschen Trauerspiels* weist Walter Benjamin auf die fast unausweichlich allegorische Funktion des Totenkopfs hin. Der Schädel ist für Benjamin nicht einfach ein materieller Gegenstand. Da er Spuren eines Gesichts aufweist, gilt er ihm als eine Art Übergang vom Tod zum Leben. Manchmal kehrt sich sogar die Richtung dieses Übergangs um, gleichsam als Vorwegnahme, und der Schädel zeichnet sich bereits unter der Gesichtshaut ab. In diesem Sinn, der sich allerdings sehr weit von unserem Anliegen hier entfernt, verstand Benjamin die »[u]nvergleichliche Sprache des Totenkopfes: völlige Ausdruckslosigkeit – das Schwarz seiner Augenhöhlen – vereint er mit wildestem Ausdruck – den grinsenden Zahnreihen«.[80] Wenn aber der Totenkopf überhaupt einer Sprache fähig ist, dann nur in genau dem unmöglichen, unmittelbaren Nebeneinander von Ausdruck und Ausdrucksleere. Er spricht nicht mehr wie ein Mensch, sondern eher wie eine Gestalt oder ein Gespenst, das auf der Bühne hochgehalten, hergezeigt, angesprochen und besprochen wird. Der Totenschädel ist für Benjamin »oberstes emblematisches Requisit schlechthin« im Theater der Trauer und erschließt zugleich die »allegorische Heimat«.[81]

Hin und wieder geschieht etwas Neues. Wir haben uns, wenn auch nur sehr kursorisch, mit dem Auftritt des Opfers als Zeugen in den Foren des internationalen Strafrechts und anschließend mit dem Aufkommen physischer oder forensischer Beweise in ähnlichen Öffentlichkeiten beschäftigt. In beiden Fällen dehnte sich das zuständige Forum nicht einfach aus, um in sich aufzunehmen, was zuvor außerhalb seines Geltungsbereichs gelegen hatte. Seine Erneuerung veränderte es insgesamt, einschließlich seiner Verfahren und seiner Ordnung des Sichtbaren. Somit

---

80 Walter Benjamin, *Einbahnstraße*, Gesammelte Schriften, Band IV, Frankfurt am Main 1972, S. 112.

81 Ders., *Ursprung des deutschen Trauerspiels,* Frankfurt 2018, S. 194.

gehören Rechtsforen, in denen die Stimmen der Opfer hörbar wurden, einer anderen Raum-Zeit an als etwa die Nürnberger Prozesse, in denen hohe Politiker und Militärführer hauptsächlich aufgrund der von ihnen selbst erzeugten Dokumente verurteilt wurden. Ebenso arbeitet ein Gericht, in dem exhumierte Gebeine aus einem Massengrab um eine Aussage gebeten werden oder in dem ohne das Auftauchen bzw. die Identifikation eines Verschollenen ein Fall dauerhaft ungelöst bleibt, nicht einfach nur vollständiger oder gründlicher als die bisherigen. Sondern hier erscheint etwas Neues. Ein gänzlich anderes Geschehen kommt in Gang, und bisher nie gehörte Akteure sagen Dinge, die vorher nicht artikulierbar gewesen wären.

Sobald Schädel in den Wirkungskreis der Rechtsprechung eintreten, findet eine Transformation oder sogar Neuschöpfung statt. Davor war es keineswegs offenkundig oder selbstverständlich, dass Gebeinen und ihren wissenschaftlichen Fürsprechern in derartigen Foren überhaupt eine Rolle zukam. Damit sie eine spielen konnten, mussten sich Sprache und Verfahren dieser Foren ändern. Denn eine unmittelbar sinnfällige Ethik des allgemeinen Zugangs und der transparenten Darlegung gab es noch nicht. Etwas, das bis dahin nicht wahrnehmbar war und nicht zählte, fand Eingang in den Fachbereich von Beweis und Urteil. Allein dadurch veränderte es zwangsläufig die Bühne, auf der es erschien.

Was zuvor nicht als Sprache galt, wurde mit einem Mal gehört und gelesen. Dieser Vorgang hat eine mehr als nur oberflächliche Ähnlichkeit mit dem, was Jacques Rancière das »Unvernehmen« (»mésentente«) genannt hat: »Einige Subjekte, auf die es nicht ankommt«, erläuterte er in einem Interview, »veranstalten gemeinsam ein Wortgefecht, in dem sie die Objektivität des ›Vorhandenen‹ anzweifeln und eine Prüfung und Erörterung von Dingen erzwingen, die vorher nicht ›sichtbar‹ waren, nicht in Betracht kamen.«[82] Was ist da geschehen? Für Rancière ist »politisches Handeln« das Handeln, das »einen Körper von dem Ort entfernt, der ihm zugeordnet war oder das die Bestimmung eines Ortes ändert; es lässt sehen, was keinen Ort hatte, gesehen zu werden, lässt eine Rede hören, die nur als Lärm gehört wurde.«[83]

Dieses Aufbrechen des Unvernehmens hat mit dem zu tun, was man einen Zusammenbruch der Objekt/Subjekt-Unterscheidung nennen könnte. Damit kehren wir für einen Moment zu unserem Ausgangspunkt zurück, nämlich zur Frage des Zeugnisses, wie es Felman hinsichtlich des Eichmann-Prozesses beschrieben hat. Im Mittelpunkt ihrer Argumentation steht die Zeugenschaft eines Opfers, das sich weigerte, seinen Vor- und Zunamen zu nennen, und stattdessen das generische Pseudonym »K-Zetnik«

---

82 Davide Panagia, »Dissenting Words: A Conversation with Jacques Rancière«, *Diacritics*, Jg. 30, Nr. 2 (Sommer 2000), S. 125.

83 Jacques Rancière, *Das Unvernehmen. Politik und Philosophie,* Frankfurt 2002, S. 41.

(für Konzentrations-/Lagerinsassen) annahm. Dieser Mann legte jede persönliche Identität und sogar seinen Status als Erdenbürger ab, um für eine Gruppe zu sprechen, für die Gruppe der Toten. »Ich stehe nicht allein«, sagte er. Aber die Toten, mit denen er zusammenstand, waren im Gerichtssaal nicht anwesend. »Deshalb ist es an mir, ihr Sprachrohr zu sein.« Seine Form des Zeugnisses überforderte sowohl die Justiz als auch seine eigene Psyche. Als er vom Ankläger und vom Richter unterbrochen wurde, fiel er ihn Ohnmacht und musste aus dem Gerichtssaal getragen werden. »An der Grenze zwischen den Lebenden und Toten, zwischen Gegenwart und Vergangenheit«, so Felman, »bricht er zusammen, als wäre er selbst eine Leiche.«[84] Hier, im Moment der Bewusstlosigkeit, wird aus dem Augenzeugen ein Anderer. Obwohl er nicht weiter sprechen kann, ist er immer noch Zeuge: »Durch K-Zetniks *Verstummen vor dem Recht* [...] *verlieh der Prozess dem Schweigen unbeabsichtigt Mitteilungskraft.*«[85] Nach Felman erlangte diese Ohnmacht selbst die Geltung eines Beweises in dem Moment, als der Mann sich vom beredten Zeugen in einen stummen Leib verwandelte. Das Überschreiten dieser Grenze sei als solches Zeugnis gewesen. Felman nennt es einen »Grenzbeweis«.[86]

---

84 Felman, *The Juridical Unconscious*, a.a.O., S. 149. Über K-Zetnik siehe Tom Segev »Author and Auschwitz Survivor Yehiel Dinur Dies of Cancer at 84«, *Ha'aretz*, 23. Juli 2001.

85 Felman, *The Juridical Unconscious,* a.a.O., S. 154.

86 Ebd., S. 147.

Mengeles Schädel überschritt diese Grenze ebenso, allerdings in die entgegengesetzte Richtung. Auch in diesem Fall war es das Überschreiten der Grenze als solches, aus dem Handlungsmacht erwuchs. Als der Schädel in São Paulo ein Gesicht erhielt, wurde eine weitere Grenze überschritten und ein neuartiger Akteur trat auf den Plan.

All das bedeutet jedoch nicht, dass die »Probleme« des Zeugen – Widersprüche, Erinnerungsverlust, Bewusstlosigkeit – sich dadurch lösen lassen, dass vor Gericht eine Sache erscheint. Das Objekt ist nicht einfach »objektiv« in der Art, wie Enthusiasten der Gewissheit es uns glauben machen wollen. Es gibt, wie Latour sagen würde, keine Steine mehr, deren einziger Sinn und Zweck darin besteht, dass jemand mit dem Fuß dagegentritt. Es gibt nur neue Argumente und neue Materialien im Disput.

Dass Objekte und Sachen im Zuge der Aufklärung und Verfolgung von Kriegsverbrechen erschienen sind, heißt nicht einfach, dass wir seither mehr sehen oder besser zuhören können, oder dass die Foren der Auseinandersetzung großzügig erweitert worden wären. Sondern der Eintritt der Gebeine und anderer Sachen in diese Foren hat die Bedeutungen und Praktiken des Verfahrens insgesamt verändert.

Wenn nun das, was zunächst als bloße Ausweitung erschien, tatsächlich eine Transformation ist, geht mit dieser Veränderung aber auch eine neue Unschärfe einher. Verschiebt man nämlich das Hauptaugenmerk von den Lebenden auf die Toten, vom Zeugen auf die Gebeine oder die verschollene Person, von Erinnerung und Trauma auf eine forensische Ästhetik, so untergräbt dies zugleich die bislang klare Trennung zwischen Subjekten und Sachen. Wie deutlich wurde, sind menschliche Überreste zwar Sachen, enthalten aber eine Spur des lebenden Subjekts, die sich nicht ohne weiteres tilgen lässt. Das Subjekt bleibt als gespenstische Heimsuchung an ihnen haften. Darin unterscheiden sich Gebeine von anderen Beweismitteln, Mengeles Schädel sich aber nicht wesentlich von anderen Knochen. Indem er in seiner Halterung und auf dem Bildschirm als Objekt und als Bild Gestalt annahm, wurde dieser Schädel zu einem historischen Dreh- und Angelpunkt unserer politischen Ästhetik.

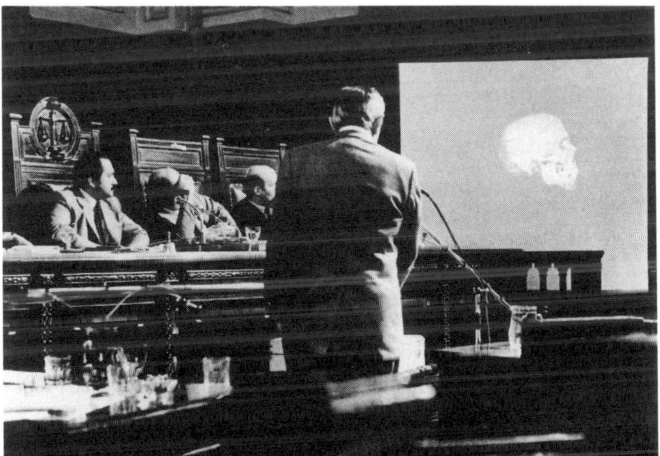

[vorige Seite] Clyde Snow bei der Präsentation von Beweisen (hier ein Dia des Schädels von Liliana Pereyra), die der Equipo Argentino de Antropología Forense (EAAF) im Zuge der Gerichtsverfahren gegen Angehörige der argentinischen Militärregierung gesammelt hat. Buenos Aires, 24. April 1985. Foto: Daniel Muzio / AFP Getty Images.

## Danksagungen

Dieser Essay ist eines von mehreren Ergebnissen einer längeren Forschungszusammenarbeit zwischen dem Human Rights Project des Bard College und dem Centre for Research Architecture am Goldsmiths College der University of London. Sie umfasste unter anderem: einen Workshop am Bard College zum Thema »Der forensische Beweis« (Februar 2011), organisiert in Zusammenarbeit mit dem Center for Curatorial Studies am Bard College; einen gemeinsamen Workshop mit *Cabinet* und dem Vera List Center der New School University zur »forensischen Ästhetik« (November 2011); hauptsächlich aber ein Seminar ebenfalls zur Frage der »forensischen Ästhetik«, das wir 2010/11 gemeinsam mit Nikolaus Hirsch auf dessen Einladung hin an der Frankfurter Städelschule geleitet haben. Wir sind dem Kulturfonds Frankfurt RheinMain dankbar für seine Unterstützung. Ebenso danken wir den teilnehmenden Studentinnen und Studenten sowie unseren Gastvortragenden (Boris Buden, Anselm Franke, Gilles Peress und Hito Steyerl) für die zahlreichen Anregungen und kritischen Einwände, die uns zur Überarbeitung der hier dargelegten These angeregt haben. Dieses Buch erscheint anlässlich einer von Anselm Franke unter Mitarbeit von Sophie von Olfers kuratierten Ausstellung am Portikus in Frankfurt am Main.

Besonders dankbar sind wir Eric Stover für die Großzügigkeit, mit der er uns von Einzelheiten der Ermittlungen in São Paulo berichtet hat, sowie Maja Helmer für ihre Bereitschaft, uns das Archiv ihres Vaters zu öffnen.

Anerkennen wollen wir hier auch die Beiträge unserer Studentinnen und Studenten an den runden Tischen des Centre for Research Architecture am Goldsmiths sowie im Human Rights Program des Bard College und dessen Seminaren zum »Beweis«.

Die Recherchen zu diesem Buch wurden teilweise von »Forensic Architecture«, einem Projekt des Europäischen Forschungsrats, finanziert.

Eine frühere Version dieses Essays erschien in *Cabinet* 43 (Herbst 2011) als Teil eines umfangreicheren Dossiers zur »Forensik«. Wir danken Sina Najafi dafür, dass er uns diese Publikation ermöglicht hat.

Wir danken Susan Schuppli für ihre konstante inhaltliche und organisatorische Unterstützung bei den oben angeführten Forschungsarbeiten und Veranstaltungen. Dank schulden wir auch Johannes Hamacher für seine sachkundige und unbeirrbare Recherche zu diesem Projekt, außerdem Kodwo Eshun, Michal Givoni, Heike Schleper und Francesco Sebregondi für ihre wertvolle Mitarbeit.

Wir danken unseren Gastgebern und Zuhörern am Center for Curatorial Studies des Bard College; dem Hurford Humanities Center des Haverford College; dem literaturtheoretischen Seminar der Columbia University; der Public Humanities-Initiative der University of Western Ontario; dem Center for the Study of the United States an der University of Toronto; dem Department of Anthropology der Columbia University; sowie der Universität der Künste Berlin, wo wir vorläufige Ergebnisse dieses Forschungsprojektes vorstellen durften.